Web
動画付

看護・介護で使える ナーシングマッサージ

「触れる」をケアにする

編集
看護における指圧マッサージ研究会

執筆（五十音順）

兼宗 美幸
埼玉県立大学保健医療福祉学部看護学科 教授

河内 香久子
治療室シーズ 院長

木村 伸子
東都大学ヒューマンケア学部看護学科 准教授

坂本 めぐみ
公立小松大学保健医療学部看護学科 教授

武田 美津代
埼玉県立大学保健医療福祉学部看護学科 准教授

中山 久美子
医療法人財団健和会 臨床看護学研究所

福田 彩子
はり・きゅう・マッサージ nui

柳 奈津子
群馬大学大学院保健学研究科 講師

医学書院

看護・介護で使えるナーシングマッサージ[Web動画付]
―「触れる」をケアにする

発　行　2024年5月1日　第1版第1刷ⓒ

編　集　看護における指圧マッサージ研究会

発行者　株式会社　医学書院

　　　　代表取締役　金原　俊

　　　　〒113-8719　東京都文京区本郷1-28-23

　　　　電話　03-3817-5600(社内案内)

印刷・製本　三報社印刷

ISBN978-4-260-05373-0

序

　看護を必要とする方々の苦痛を少しでも軽減し，心地よい時間を過ごしてほしいという願いをもった有志で，「看護における指圧マッサージ研究会」は1992年に発足しました。研究会では，指圧・マッサージの基本手技やツボの活用の学習を積み重ね，看護や介護の場面での活用を検討し，実践事例報告を通して学び合い，学会や誌面などで実践報告を行ってきました。また，2020年以降コロナ禍の影響で休止状態にありますが，看護職を対象に「ナーシングマッサージ研修会」も開催してきました。研修会は，明日から使える手技の習得を目的とし，日々のケアについて意見交換を行い，さらに参加者が安らぎを得る癒しの場となっています。このような学びや研修会活動を通して，看護や介護の場面で「触れる」ことの意味や方法を探ってきた結果，ナーシングマッサージという方法が誕生しました。

　筆者らは東洋医学のもつ，その人に備わっている力を引き出すという姿勢と，その人自身が健康のために養生していくという考え方を日々のケア場面で生かしたいと考えています。日々のケア場面では対象者に触れていることに着目し，手技の効果や対象者の安全・安楽を考慮することはもちろんのこと，看護職や介護職が日々のケアのなかで共有したり実践したりできるよう，ナーシングマッサージの手技を検討してきました。安全な手技のもと「触れる」ことがケアにつながり，対象者にもたらす効果は大きいと再認識してたどりついたのが，軽擦法です。「さする」ことは看護における手当てであり，ナーシングマッサージはこの軽擦法を重視してさまざまな場面に応用展開してきました。

　本書では，筆者らが試行錯誤を重ねて作り上げてきたナーシングマッサージを紹介しています。東洋医学については基本中の基本にとどめ，読者の皆様がすぐに活用できるような手技を選定しています。また，対象者自身がセルフケアとして，あるいはレクリエーションとして実践できるものも提示しました。まずは，読者の皆様が仲間や家族にナーシングマッサージを行い，効果を尋ねてください。また，セルフケアとしてのナーシングマッサージをご自身に活用して反応を観察してください。徐々に看護や介護の場面でも「触れる」ことからケアにつなげていけると思います。

　痛みや不快な症状のために，生活の質が低下している対象者は少なくありません。そのような対象者に遭遇すると，ケアを提供する者は，どうしても手を差し伸べたくなります。対象者の病気や治療の経過，症状を理解したうえで行うケアにナーシングマッサージを加えていただくことで，ケアの選択肢が1つ増えることになります。身体的・精神的側面をアセスメントしながら，医療情報に基づいてナーシングマッサージの実施の適否を判断し，時には多職種と連携しながら継続的に行うことで，対象者の痛みや不快な症状に寄り添い，安楽をもたらすことができると考えています。

　筆者らはこれからも「手によるコミュニケーション」である「触れる」を大切にした活動を続けてまいります。本書をご覧になって，日々のケアのなかの「触れる」という行為について改めて一緒に考えていただければ幸いに存じます。

　編集の労をお取りいただいた医学書院の藤居尚子様，高倉葉子様に深く感謝申し上げます。そして，ナーシングマッサージに関心をもってくださった皆様，研修会に参加いただいた皆様，尊敬する前代表小板橋喜久代先生をはじめとして本研究会にかかわってくださったすべての皆様に心から感謝の気持ちをお伝えします。

2024年4月

執筆者を代表して　兼宗美幸

本書の付録 Web 動画について

本書で動画番号の付いている技術は動画でご覧いただけます。該当ページの QR コードもしくは下記 URL よりサイトにアクセスしてください。

https://www.igaku-shoin.co.jp/book/detail/112917#tab5

ログインID：**sasuruwaza**　　　パスワード：**furerucare**

- 動画は PC，タブレット端末，スマートフォン（iOS，Android）でご覧いただけます。
- 一部の動画を除き，基本的に音声はありません。
- 携帯端末でパケット定額制サービスに加入していない場合，多額のパケット通信料が発生します。ご注意ください。
- 動画は予告なしに変更・修正したり，また配信を停止する場合もございます。ご了承ください。
- 動画は書籍の付録のため，ユーザーサポートの対象外とさせていただいております。ご了承ください。

▶ **動画一覧**

第 ① 章

ケア場面での
「触れる」行為

　日々の生活は人と人が直接触れ合う場面であふれています。たとえば，親が小さな子どもの手をひいて歩いたり，「いい子，いい子」と頭をなでたりします。恋人同士が手をつないだり，肩に手を回したりする場面もあります。大切な人と再会したり，時をともに過ごして別れたりする際は，思わず抱きしめ合ったり手を握り合ったりすることもあります。このように人と人は触れ合うことにより，お互いの存在を確認したり気遣ったり，安心感をもたらしたりして，自然とコミュニケーションをとっていると考えられます。

　看護の場面でも「触れる」という行為はよく行われるものです。たとえば，対象者の脈をとったり，熱感や冷感，むくみの有無を確認したりなどフィジカルアセスメントの場面だけでなく，車椅子移乗の援助であったり，体位変換，清拭や洗髪などのケア場面においても対象者に触れます。つまり，対象者に「触れる」ことなしにはケアができない，あたりまえの行為といえます。そのあたりまえの行為を行うことにはさまざまな意味合いがあるのです。

1　どのような場面で「触れる」という行為が生じるのか

1）援助をする際

　清潔ケアや体位変換といった場面では，実施者が対象者に触れずにケアを行うことはできません。その際，どのような触れ方をすれば痛みや不安を感じさせずにすむのか，安楽につながるのか，といったことを考えて対象者に触れている実施者も多いことでしょう。たとえば，高齢の対象者では，骨粗鬆症や関節の変形や拘縮などを伴うこともあるため，体位変換を行う際は骨折の危険性をふまえて身体を支えたり，痛みに注意しながら関節の変形や拘縮がある部位に触れたりしています。

　また検査や処置を行う際にも看護職が対象者に触れる機会は多くあります。このときも，看護職は検査や処置を進めつつ，緊張や不安のために身体をこわばらせている対象者の気持ちをくみ取りながら，触れるタイミングや方法を考えています。このように対象者の気持ちやペースを考慮して触れることで，検査や処置による不安や苦痛を緩和することができ，スムーズに業務を進めることもできると考えられます。

2）苦痛に反応して

　入院中の対象者は疾患や外傷などの身体の不具合を抱えていて，痛みや不快感などの不調を訴えることは多々あります。たとえば，安静の指示や透析などにより長期臥床を余儀なくされている対象者が腰背部痛を訴えたとき，「なでる」「さする」という行為を自然に行っているのではないでしょうか。

　子どものころ，痛いところを誰かにさすってもらい，痛みが和らいだという経験は

誰にでもあると思います。自分自身でも痛むところや不快を感じるところに手を当てることがあります。子どもから高齢者までほとんどの人がほぼ無意識に近い状態で手を当てて痛みを和らげようとすることから，痛い部位をなでさする行為は，人が身体を守るために行う本能的な行動と言えるかもしれません。このような手を当てる行為は看護の原点である「手当て」と言われています。

　小板橋は「手を当てるという行為はきわめて人間的で，慈しむというケアの本質に通じる行為」とし，「触れるという行為は皮膚反応としても一定の緊張を引き起こすと同時に精神的なリラックス感をもたらす効果がある」[1]と述べています。

　介護施設などで療養している対象者も，不眠や冷え，便秘などさまざまな訴えをもっています。たとえば，眠れないと訴える高齢の対象者に，すぐ睡眠薬を渡すのではなく，対象者の話を聞きながら，背中をさすったり，対象者の手に自らの手を重ねたりすることもよくあるのではないでしょうか。このような場面での「背中をさする」「手に手を重ねる」という行為は，小板橋の言う「精神的なリラックス感をもたらす」ものと言えます。

　なお，私たちが痛む部位を無意識に押さえたりさすったりするのは，そうすることにより実際に痛みを緩和し安心感や心地よさが得られるからです。これは生理学的には次のように説明されています。さするなどの触圧覚を脳に伝達する神経線維であるAβ線維は，痛みなどの痛覚を伝えるAδ線維やC線維よりも太く，かつ速くその情報を脳に伝えます。脊髄後角では脳に送る情報をコントロールする門があり，触圧覚や痛覚といった情報が同時に複数送られると，太い神経線維からの情報を先に受け取り，細い神経線維からの情報に対して門を閉めるという現象が起こります。つまり，触圧覚を伝えるAβ線維のほうが速く脳に伝わることから，痛みの情報を送る門が閉じるのです。この門の開閉は大脳など中枢からの影響も受け，「気持ちいい」といった「快」の感情が「つらい」といった「不快」の感情を緩和させるように働くのです。これらの働きをゲートコントロールセオリーと言います（図1-1）。

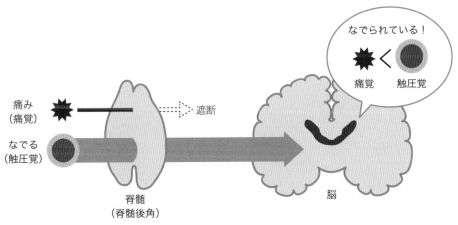

図1-1　ゲートコントロールセオリー

3）コミュニケーションツールとして

　ベッドサイドでバイタルサインのチェック中に，あるいは清拭や洗髪の際に，対象者に不安な気持ちを打ち明けられるという経験があると思います。実施者の触れ方によって，対象者に快（心地よい）の刺激を与え，実施者の「寄り添いたい」という気持ちが伝わり，「この人になら話せる，わかってもらえる」と対象者の心を開くきっかけになっていると考えられます。手の当て方，すなわち触れ方しだいで，思いがけず対象者の本音を引き出し，実施者と対象者の関係性の構築を深めることができるのです。

　皮膚は「第三の脳」だという傅田は，「皮膚刺激によるコミュニケーションは霊長類において頻繁に認められる」[2]と述べています。つまり，人は言語だけでなく，皮膚刺激＝「触れる」という行為によってもコミュニケーションをとっていると考えることができます。ケア場面においても実施者による「触れる」という行為は，効果的に安寧や安楽を対象者に届けることができる，コミュニケーションの1つと考えられます。

●COLUMN　皮膚の機能

　皮膚には次のような機能があると言われています[3]。

①コミュニケーション機能：皮膚はスキンシップの手段にもなる臓器です。たとえば肌と肌を合わせて親子の愛情を確かめ合います。また，顔色や表情で喜びや悲しみを表現します。

②バリア機能：外界からのさまざまな有害物質の侵入から身体を守る，体内からの水分や栄養分の喪失を防ぐ，紫外線による障害から身体を守るなどがあります。

③体温調節機能：発汗により体温を調節します。

④感覚器としての役割：熱い，冷たい，痛いなどを感じ取ります。

⑤排泄と吸収

⑥ホルモン分泌

⑦免疫機能維持

　「触れる」という行為においては，①コミュニケーション機能と④感覚器としての役割が深くかかわってきます。

　さらに，「皮膚は心の働きが表出される部位」[4]とも言われます。「触れる」という行為は，その心の働きが表出される部位に手を当てることであり，「非常に繊細で相手のバウンダリー（境界）を侵害する」ことにもなります。「皮膚への触れ方には細心の注意」[4]が必要と言われるゆえんであり，触れる速度や手の角度についても指摘されています。

2　どのような触れ方がケアにつながるのか

1）触れられるとどんな反応が生じるのか

　看護職が対象者に触れる場面は少なくありませんが，触れられる対象者の身体ではどのような生体反応が起こっているのでしょうか。人は触れられることで，主に次の2つの生体反応を引き起こすと考えられています（図1-2）。

①体性−内臓反射を引き起こします。これは，皮膚などの体表に加えられた刺激が脊髄を上行して脳幹網様体に至り，自律神経を介して内臓，血管，骨格筋などに伝わり，これらの臓器が反応することです。
②脳下垂体後葉からオキシトシンの分泌を促します。「オキシトシンの分泌によって副交感神経が優位に働き，心身ともにリラックス」することや「脳内ではセロトニン神経の活動を活性化し，元の安定した心の状態」[4)]にします。

　清拭や洗髪後，あるいは対象者の背中をさすったあとなどに，対象者が「あ〜気持ちがいい」「気分がすっきりした」「身体が軽くなった」「身体がぽかぽかして温かくなった」などと表現するのは，触れられる刺激によって起こった生体反応によるものと考えられます。温かい手でやさしく気持ちを込めて触れると，それは対象者にとって心地よい刺激となり，痛みや苦痛，不安を取り除き，安心感や安楽をもたらします。

　ただし，注意したいことがあります。それは触れられる側が常に心地よいと感じるとは限らないことです。触れられたことで緊張や不快感が生じてしまうこともあるのです。たとえば，突然冷たい手で触れられたり，ゆっくり静かに休みたいのに実施者側の都合でバイタルサインを測ろうと手首をつかまれたりすることで，対象者の身体

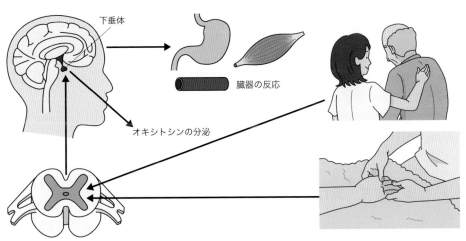

下垂体

臓器の反応

オキシトシンの分泌

図1-2　**触れられることによる生体反応**

は緊張し，不快感につながってしまうこともあります。手を温めておいたり，対象者が触れられてもよい状況かを見きわめたり，対象者に声かけをしたりといった工夫が求められるのは，触れることによる悪影響を極力抑えるためでもあるのです。

　また，他者に触れられることが苦手な対象者の場合，触れられること自体でマイナスの反応が生じます。では，どうすればよいのでしょうか。バイタルサインの測定など，どうしても触れることを避けられない場合は，丁寧な説明や声かけをすることが求められるでしょう。また，触れやすい部位や触れられても不快にならない方法で触れてみるのがよいでしょう。たとえば，清拭場面では，日常的に露出していて触れやすい手先や足先を先に行うとよいかもしれません。工夫しだいで対象者からよい反応が得られることがあります。

2）病を抱えた人に触れることとは

　治療により同じ体位で過ごすことや安静を強いられている対象者，痛みをもつ対象者に触れることが多くなります。そこには，健康な人同士の触れ合いと異なる点も少なくありません。つまり，病を抱えた対象者には個々の病状や状況に合わせた触れ方が必要なのです。

　どのような状態の対象者でも突然触れると，驚かせて不穏な状態にさせてしまう可能性があるため，まずは相手にこちらの存在を十分わかってもらってから触れる必要があるでしょう。そのうえで，やさしく「触れる」ことで不安やいら立ちを軽減するとともに気持ちを安定させることができます。

3　看護と東洋医学の視点に共通すること

　疾患や外傷の治療を目的とした西洋医学に対して，東洋医学は疾患や外傷の原因を探り，その原因を取り除き癒すことを目的としています。病んだ部分だけでなく対象者を包括的にとらえて治療法（生薬・漢方，鍼・灸，指圧・マッサージ）を判断していきます。対象者全体を見る点は看護にも通じるものがあります。また，看護の原点である「触れる」「手当て」は，東洋医学的視点に基づいた指圧マッサージと共通する点が数多くあります。

　ここでは，東洋医学の成り立ちと健康に対する考え方を簡単に説明し，看護における「触れる」行為とのつながりについて考えてみたいと思います。

1）陰陽・虚実・五行という東洋医学特有の考え方

　東洋医学では，すべてのものを「陰陽」「虚実」に分けています。また，人間の生命は自然との調和によって保たれているとし，生体と自然との関連性を5要素から見

ていく「五行」という考え方があります。これらの考えをもとに対象者の身体状態をアセスメントしていくと，具合が悪くなった，あるいは体調を崩した理由が見えてきます。その結果として，それぞれの対象者にどんなケアが最適なのかを導き出すことができるのです。

「陰・陽」と「虚・実」

　宇宙空間にあるあらゆる物事は「陰」と「陽」に分類され，そのどちらかが衰えてもその対極の側に影響が出てくる，つまり「陰・陽」のバランスが崩れると病気が発症すると考えられています。

　陰陽の働きが生体に現れたものが「虚・実」であり，人間の体力の有無を表します。「虚」は身体がマイナス方向に傾いているということを，「実」は身体がプラス方向に傾いていることを意味します。高齢者や体力のない人は「虚」の傾向が強くなります。身体に現れる「虚」の変化としては，皮膚や筋肉に張りがない，冷えやすい，下痢をしやすい，倦怠感が強い，脈が弱いなどです。

　看護職が対象にしている人たちは，「虚」の状態であるケースが多いことから，触れる際には温かい手で，やさしく触れることが求められるのです。

「五行」

　自然界の現象はすべて木・火・土・金・水という 5 つから構成され，人体の生理・病理と自然界は相互に関係していると考え，5 つの側面から疾病の診断と治療法の判断をしています（図1-3）。

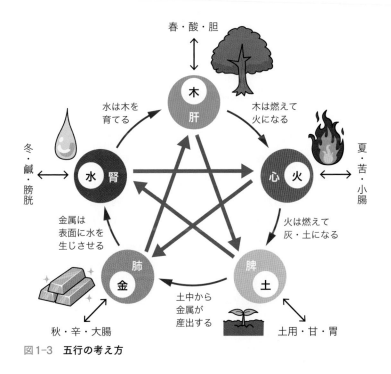

図1-3　五行の考え方

表1-1　五行の色体表

	五行	木	火	土	金	水
四季・外気	五季	春	夏	土用	秋	冬
	五悪 （各臓が嫌う外気の性状）	風	熱	湿	燥	寒
身体の部位	五臓（臓器）	肝	心	脾	肺	腎
	五腑	胆	小腸	胃	大腸	膀胱
	五根/五官 （病気が現れる部位）	目	舌	唇（口）	鼻	耳（二陰*）
	五主/五充 （臓と関連する部位）	筋	血脈	肌肉	皮膚	骨髄
	五華/五支 （不調を知らせる部位）	爪	毛（面色）	乳（唇）	息	毛髪
	五液 （病んだときに変化が出る分泌液）	涙	汗	涎	鼻水	唾
不調を知らせるときに現れる症状	五色 （不調時の皮膚の色）	青	赤	黄	白	黒
	五志 （不調をもたらす感情）	怒	喜（笑）	思	憂（悲）	恐（驚）
	五味 （不調のときに病人または五臓が好む味）	酸	苦	甘	辛	鹹 （塩辛い）
	五声 （不調のときの声）	呼 （呼び叫ぶ）	笑	歌	哭 （悲しみ泣く）	呻

＊前陰（生殖器を含む尿道）と後陰（肛門）

　　季節を五行にあてはめると，木は春，火は夏，土は土用（1年に4回。それぞれの季節の変わり目の時期を指す），金は秋，水は冬となります。また，味を五行にあてはめると，木は酸，火は苦，土は甘，金は辛，水は鹹（塩辛い）を意味します。

　　季節による自然の変化が人体に及ぼす影響と，臓腑（臓器）注）の反応，感覚器の反応，感情の動きなどを5つに分類してまとめたものが「五行の色体表」です（表1-1）。

　　これらの五行を組み合わせてみると，「春の季節には肝を病みやすく，肝を病むと酸味を好む」ということになります。つまり，五行のなかの木に属する春の季節になると，人は，肝，胆，目，筋肉，爪に変化が起こりやすく，「五悪」（五臓が嫌う外気）のなかの「風」の影響を受けやすくなります。特に肝が病むと，「五志」（五臓変調の際の感情）のなかの「怒り」の感情を呈し，イライラしたり落ち込んだりしやすくなったり，筋肉を痛めることが多くなるといわれています。

　　このように東洋医学では身体に起こるすべての変化は五行学説に基づいて成り立っ

注）東洋医学では，臓腑と表現したり，内臓・臓器と表現することもある。厳密には臓腑＝臓器ではないとしているものもある。日本東洋医学会では，臓腑は「胸腔および腹腔内に存在する臓器」と定義されていることから，本書では初発にて臓腑（臓器）と記し，以降は臓腑としている。

ていると考えられています。自然界の一部である人間がいかに自然の影響を受け自然とかかわっているのかを, 五行を通して考えていくことができます。五行を用いると, 対象者の食べ物の好みで病みやすい臓腑, また季節による身体の病みやすい部位の関係なども考えることができ, 病気の原因などを知る手がかりとすることもできます。

2）ツボ（経穴）と経絡

　ツボは頭のてっぺんから足先まで全身にくまなく配置されていて神経, 筋肉, リンパ管が密集した部位で,「弱い刺激はツボの表面にある表皮で受容され, 強い刺激は深い部分にある神経, 血管などで受容される」[5]と考えられています。

　また,「経絡」は12本の正経と8本の奇経からなっており, 臓腑から体表へ, 体表から臓腑へと,「気」「血」(エネルギー)を流すルートの役割を担っています。「気」「血」が経絡を介して全身をくまなく巡ることで五臓六腑は正常に機能することができると考えます。正経には, 肺経, 心経, 心包経, 大腸経, 小腸経, 三焦経, 胃経, 膀胱経, 胆経, 脾経, 腎経, 肝経というように五臓六腑の名称がつけられています。経絡は体表から身体内部に入り込み, それぞれの臓腑につながっていて臓腑と深い関係があります。多くのツボは経絡上にあり, この経絡上になんらかの原因で「気」「血」の滞りができると臓腑に変調が現れたり, 体表に変調が起こったときにはツボを通して経絡中の「気」「血」の滞りや乱れが起こったりします。そのような変調は経絡上のツボや経絡の走行部位を刺激（なでさする）することで, 整えることができると考えられていることから, ツボは経絡の診察部位であると同時に治療点にもなるとされています。

> ### ●COLUMN 「気」と「血」そして「津液」
>
> 　東洋医学では, 人の身体のなかでエネルギーの滞りが生じ,「気」がうまくまわらなくなると, 気が病む＝病気になると考えられています。この「気」と, 後述する「血」はエネルギーのことを指します。
>
> 　「気」は全身をくまなく巡っていて, 五臓六腑, 精神, 免疫系・神経系などの活動を活発にしています。「血」は全身を循環し, 臓腑, 皮毛（汗腺, 皮脂腺を含めた皮膚の表層）, 骨肉など人体を構成するあらゆるものに栄養を与え, その機能や働きを盛んにするものです。
>
> 　「血」は「気」の作用によって循環するため, 気虚の状態になると,「血」が不足し, 血行不良や血色不良, 動悸, 手足の麻痺, 筋肉のひきつれ, 月経困難, 関節障害などの症状が現れます（血虚）。
>
> 　「津液」は「血」以外の体液をいい, 唾液, 涙, 汗, 涎, 尿なども含まれます。津液の生成が不足すると, 脱水や循環障害が生じ, 津液が停滞するとむくみが出現します。

> ●COLUMN　**衛気**
>
> 　皮膚にはくまなく「衛気」という「気」が巡っていて，文字どおり身体を衛ってい
> ると考えられています。この「衛気」が弱まると（気虚），生体の防御機能が低下し
> て病気にかかりやすくなります。気虚になると，たとえば，神経衰弱，倦怠感，食欲
> 不振，息切れ，脈が弱くなる，風邪症状といった症状がみられるようになります。また，
> さまざまな体内の異変は皮膚（体表面）に圧痛・硬結・陥下・湿潤などとして現れる
> こともあります。このため，特に東洋医学では体表の観察が重要な診断方法になって
> います。

3）「触れる」をケアに変えるために

　実施者の温かい手で対象者の体表面をやさしくなでさすることで，対象者の不快な
症状が緩和されたり，気持ちが落ち着いたりするのは，東洋医学でいう「気」「血」「津
液」のめぐりをよくするからと考えられます。具体的な例を挙げると，具合の悪そう
な対象者に，「大丈夫ですか？」と声をかけながら背中をさするとき，肩甲骨と肩甲
骨の間には**身柱・心兪**というツボがあり，ここを刺激すると交感神経の働きを抑え，
副交感神経を優位にして自律神経を安定させる作用があります。東洋医学の知識を
知っていると，ただ漫然と背中をさする以上の効果をもたらすことができるかもしれ
ません。

　強い倦怠感を訴える対象者の身体に触れて状態をアセスメントし，生命力を高める
ツボや経絡を考えてさすったり，清拭したりすることができれば，対象者の身体の気
や血の流れを促進したり，臓腑の変調を整えたりすることにつながり，結果として倦
怠感を軽減し，対象者の気力をより高めることに役立つかもしれません。

　実施者が普段なにげなく行っている「触れる」行為が，東洋医学の考え方に沿って
いることがあります。このなにげない行為を根拠に根差したケアに変えられるよう，
指圧マッサージという手技を理解しておくとよいでしょう。触れることがケアになる
のは，そういった知識と実践が伴うときと考えられます。そこで，本書では，東洋医
学に根差した指圧マッサージをケアとしての触れる技術ととらえ，看護の視点を踏ま
えたうえで，ナーシングマッサージと昇華させて紹介したいと思います。

📖 **引用文献**

1）小板橋喜久代：臨床に活かそう！ 指圧・マッサージ実践講座 第1回，東洋医学の基礎と「手
　をさしのべる」効果．月刊ナーシング 24（4）：74-77，2004
2）傳田光洋：第三の脳，p194，朝日出版社，2007
3）瀧川雅浩，白濱茂穂（編）：皮膚科エキスパートナーシング 改訂第2版，pp3-6，南江堂，2018

4）山口創：皮膚感覚と脳．日本東洋医学系物理療法学会誌 42（2）：9–16, 2017

5）前掲書 2），p110

📖 参考文献

- 天津中医学院，学校法人後藤学園（編集責任），劉公望，兵頭明，平馬直樹，路京華（編集），学校法人後藤学園中医学研究室（訳）：針灸学〔基礎編〕日中共同編集 改訂版，東洋学術出版社，1996

- 日本東洋医学会 https://www.jsom.or.jp/universally/examination/gozou.html［2023 年 6 月 17 日］

- 福田彩子：ナーシングマッサージに指圧マッサージの手技を活用する．小板橋喜久代ほか（編）：ナーシングマッサージ入門 日々のケアにプラスして患者の安楽性を促す，pp18–32，日本看護協会出版会，2016

- 山口創：オキシトシンとは何か．川島みどり（編）：触れる・癒やす・あいだをつなぐ手–TE–ARTE 学入門，pp135–139，看護の科学社，2011

- 山口創：オキシトシンを増やす方法．川島みどり（編）：触れる・癒やす・あいだをつなぐ手–TE–ARTE 学入門，pp140–144，看護の科学社，2011

第 ② 章

看護としての
指圧マッサージ

1 指圧マッサージとは

　古くから，指圧マッサージは肩こりや腰痛，倦怠感，冷えなどの身体の不調の改善や慢性疾患の症状の緩和に役立てられてきました。それは，自分の身体の痛いところには自然と手がいき，「身近に苦痛を訴える人がいれば手を差し伸べる」といった「人間の本能的ともいえる行動」をもとに，「古来より先人たちがさまざまな苦痛に対して行ってきた」[1]，自然な方法ともいえるからでしょう。

　指圧マッサージは特別な器具を準備する必要はほとんどなく，実施者自身と，その手が道具となります。つまり，実施者自身とその手を通して対象者の症状や苦痛の緩和をはかります。また，指圧マッサージは人間にとって自然な方法でありつつも実施者と対象者の距離が身体的にも心理的にも近くなることから，その実施にはいくつかの留意点があります。

●COLUMN　あん摩，マッサージ，指圧について

　人の身体をさする，もむ，押すなどの手技は，わが国ではあん摩，マッサージ，指圧という名称のもと，手技療法として位置づけられています。

　あん摩，マッサージ，指圧にはいくつかの違いがあります。主な違いは，あん摩や指圧は衣服やタオルの上から施術するのに対し，マッサージは皮膚にクリームやオイルを塗って直接皮膚に施術することです。また，あん摩やマッサージはさまざまな手技を組み合わせて複合圧の刺激を身体に加えるのに対し，指圧は主に一点圧の刺激を身体の反応点に加えます。

　このような相違があるものの，実際はあん摩，マッサージ，指圧と区別することなく，ひとくくりに「マッサージ」と称して施術されることがほとんどです。

---

2 指圧マッサージの心構え

　指圧マッサージは対象者の身体に物理的刺激を与えるだけではありません。実施者と対象者が手を通して互いにつながっていることから，実施者には3つの心構えが必要です。

1）実施者自身がゆったりと落ち着いた気持ちでいること

　実施者に気がかりなことがあって落ち着かなかったり，忙しくて頭のなかで「次は○○をしなくちゃ…」と考えていたりすると，その気持ちが知らず知らずのうちに手

技に表れ，対象者に実施者の慌ただしさが伝わり，対象者は実施者の「心ここにあらず」を感じとってしまいます。まずは実施者自身がゆったりと落ち着いた気持ちでいられるようにすること，そして手技と対象者に集中できる余裕をもつことが大切です。

2）対象者の身体の状態を観察するという意識をもつこと

　対象者の皮膚の状態を観察するという意識をもって触れると，皮膚の温かさや冷たさ，かさつき，柔らかさ，硬さなどがわかります。たとえば，肩や背中に痛みがある対象者に対し，肩や背中がどのような状態になっているのかを意識しながら指圧マッサージを行うと，こわばっている箇所，力が入っている箇所などがわかります。このように，対象者の状態を観察することを意識すると，それに応じた情報を得ることができます。

3）対象者の反応をありのままに受け止めること

　指圧マッサージによる対象者の反応は個別的であり，時として対象者は独自の身体感覚をもって反応を語ることがあります。まずはその反応を評価することなく，ありのままに受け止めます。これは対象者の反応に関心を寄せることであり，対象者はありのままに受け止められることで自らの反応を「このように感じてもいいんだ」と肯定的にとらえることができます。また，今後の対象者への施術の仕方を考える手がかりにもなります。

　一方で，指圧マッサージに限らず，他者に触れられることで生じる感覚がよくわからない対象者もいます。特に，「病気によってすでに多くの苦痛に取り付かれ，あまりにも長く痛みに耐えている」[2]と不快感情が強くなり，対象者は触れられることに意識が向きづらかったり，明確に反応を語ることが難しくなったりします。この場合，対象者の表情の変化や息づかいを注意深く観察し，会話の内容にしっかり耳を傾けて，そこから得られた情報を対象者の反応としてとらえます。可能であれば日を改めて，指圧マッサージをどのように感じたかを対象者に聞いてみてもよいでしょう。

3 指圧マッサージに必要な知識・技術

1）ボディメカニクスを活用する

　指圧マッサージの準備の1つに，「対象者との物理的な位置関係を整えておく」ことがあります。これは，実施者が指圧マッサージを行いやすい場所に位置することで，手技を効果的に行うためです。前述したように，指圧マッサージは実施者自身とその手が道具となりますので，実施者が手と身体をうまく使うために大事なことです。

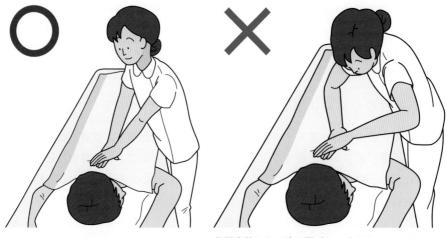

前傾姿勢になり腕や肩だけに力が入っている

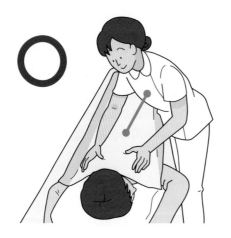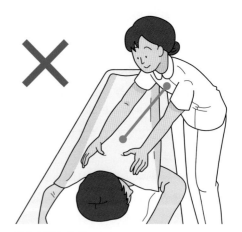

重心が離れすぎている

　また，指圧マッサージの手技に意識が向きすぎると，自分の手先に視線が集まり，自分の顔が対象者の身体に近づき前かがみになりがちです。そうすると，実施者のほうが次第に肩や腰の疲労感や痛みを感じるようになり，疲れてしまいます。

　このような状態を避けるために，人間の骨・関節や筋肉などの力学的な相互関係を活用したボディメカニクスの原則を取り入れるとよいでしょう。ボディメカニクスの原則とは，「対象者と自分との重心を近づける」「身体全体の筋肉を使う」などがあり，前述した「対象者との身体的な位置関係を整える」ことや「前かがみにならない」ことにつながります。

2）対象者の体位を整える

　仰臥位，腹臥位，半腹臥位，座位，ファウラー位などでは，対象者が数分〜数十分の間，楽に過ごすことができる体位に整えます。たとえば，慢性的な腰痛がある対象者は体位によって腰部の筋緊張を引き起こし，痛みが強くなることがあります。痛みを和らげるためには，仰臥位では膝裏から下腿にたたんだバスタオルやクッションを入れる，側臥位や半側臥位では両膝の間にクッションを挟むなど，腰椎の負担を少なくする体位に整えます。自分が楽と感じる体位をわかっている対象者もいますので，対象者が話せる場合にはその体位を聞いてみるとよいでしょう。さらに，対象者がリラックスできるよう室温や部屋の明るさ，環境音も調整します。

3）対象者への配慮

　身体に触れるということは，触れる者と触れられる者との距離感が身体的にも心理的にも近くなるということです。つまり，相手のパーソナルスペースに踏み込むということです。看護場面では，身体的援助など対象者に接近することも多く，対象者に応じたパーソナルスペースを考慮することが大切です。指圧マッサージも当然，対象者との物理的距離を近づけて身体に直接触れて手技を行うため，パーソナルスペースへの配慮が必要になります。対象者が安心して指圧マッサージを受けられるよう，配慮の具体例としては，対象者への声かけ，物理的な位置関係への配慮，皮膚に直接触れる際への配慮があります。

対象者への声かけ

　まず，指圧マッサージを始める際の声かけです。初めて指圧マッサージを受ける対象者は，どのように触れられるのか，不安に感じることもあります。声かけは触れることの最初のアプローチであり，対象者を気にかけているという意思表示になります。
　「タオルを掛けますね」
　「これから肩や背中を触っていきますね」
　「マッサージの力加減が強かったり痛かったりしたらいつでも言ってくださいね」
　このように，実施者が行おうとしていることを最初に伝えたうえで，対象者に触れることが大切です。これは日常，看護職が対象者に処置などをする際に声をかけてから行うことと同じで，安心感をもたらすためでもあります。開始時だけでなく指圧マッサージ中，施術する部位が変わる際には，「次は○○のマッサージをしますね」，終了時には「今日はこれでおしまいにしますね」というように声をかけます。
　また，施術中も「痛みはありませんか」「強すぎませんか」と声をかけて，対象者が言い出しやすい雰囲気をつくることも必要です。
　ただし，心地よさから自然に眠りについている対象者には，眠りをできる限り妨げないように声かけのタイミングや声の大きさを調整します。

対象者との物理的な位置関係への配慮

　対象者の体位や手技を行う部位によってはお互いの顔が向かい合わせになることもあります。たとえば，座位の対象者と向かい合わせに位置し，手を指圧マッサージす

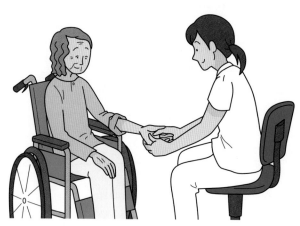

ることがあります。対象者と視線が合いやすく，対象者の表情がわかりやすい位置関係であり，対象者の反応を確認しながら指圧マッサージを行うことができます。自然と会話がしやすくなり，対象者との交流もより深めることができるでしょう。一方で，向かい合って目と目が合うことに抵抗感をもつ対象者や，静かに閉眼して指圧マッサージを受けたい対象者もいるでしょう。このようなときは，実施者と対象者との位置関係を真向かいではなく，やや斜め向かいに調整する，会話を控えめにするといった配慮も必要です。

対象者ごとに位置関係を配慮する

対象者の皮膚に直接触れる際の配慮

　オイルやクリームを使って対象者の皮膚に直接触れて指圧マッサージを行うことがあります。着用している衣服の上から，さらにタオルの上から間接的に触れる場合に比べ，対象者の状態を感じとりやすくなる一方で，対象者に肌を露出させることになります。そのため，たとえば，対象者の身体が冷えないように室温を調整する，施術しないところにタオルを掛ける，温かい手で触れるなど保温に努めるとともに，対象者の抵抗感や羞恥心を少しでも軽減できるよう，ほかの人の目に触れないよう工夫をするなどの配慮が必要です。

4）安全性を確保するために

　第 1 章で述べたように，触れられることは生体の神経系などの働きに影響を及ぼします。さらに，指圧マッサージでは手指や手掌を使って一点圧や複合圧の触圧刺激を皮膚に加え身体に物理的刺激を与えるため，その影響は小さくありません。なお，指圧マッサージにより次のような生体反応が引き起こされます。

①循環系に影響し，血液やリンパ液の流れが促進されるという直接的な反応です。指圧マッサージの物理的な刺激により，うっ滞した血液やリンパ液の流れを改善するのです。
②神経反射により神経や筋系の興奮性を高めたり抑制したりして，（結果として）自律神経機能の調節を行うという間接的な反応です。

指圧マッサージによる「快」の感情は，間脳視床下部にある感情や情動の中枢，自律神経の調節を行う中枢，ホルモン分泌の中枢と深く関連しています。皮膚に与えられた指圧マッサージの一点圧や複合圧の刺激が「快」の感情と結びついて作用したとき，これらの中枢に働き，生体全体のバランスを整えて疾病の予防につながっていくと考えられています。同時に，脳下垂体からは痛みや不安を和らげるエンドルフィンというモルヒネ様物質も分泌され，結果として生体を鎮静方向に導いていきます。つまり，指圧マッサージは対象者の快い反応を引き起こし，血液やリンパ液の循環促進や筋緊張の緩和などの身体的な効果をもたらすと考えられています。

このように指圧マッサージは刺激によってさまざまな反応を引き起こすことから，安全性を確保する必要があります。そのために知っておくべき点をここで説明しましょう。

● COLUMN　プリューゲル・アルント・シュルツの法則

指圧マッサージの刺激は強ければ強いほどよいというわけではありません。刺激の強弱により神経機能に対する影響は変わってきます。

弱い刺激は神経機能を喚起し，中等度の刺激は神経機能の興奮性を高め，強い刺激は神経機能を抑えます。したがって，疾患があったり，体力や免疫力が低下している対象者に行う指圧マッサージは，弱い刺激から中等度の刺激で行うのが望ましいと考えられます。対象者にとってやや物足りないくらいの刺激がちょうどよい刺激と考えるとよいでしょう。

プリューゲル・アルント・シュルツの法則

刺激の強さ	生体機能
弱い刺激	神経機能を呼び起こす（覚醒作用）
中等度の刺激	神経機能を高める（興奮作用）
強い刺激	神経機能を抑制する（鎮静作用）
最も強い刺激	神経機能を制止する（抑制作用）

指圧マッサージの禁忌となる病状

指圧マッサージを行うことにより対象者の状態が悪化する危険性のある病状や，行うことそのものが禁忌となる病状があります[3,4]。禁忌となる主な病状の具体例には，

- 急性疾患，感染症などにより炎症反応が強い，バイタルサインが不安定であるなど，早急に処置・治療が必要な状態
- 血管系疾患，特に血栓を形成する疾患
- 出血傾向がある

・心不全，腎不全の増悪状態にあるとき

が挙げられます。

　禁忌とはならなくても全身状態が不安定な場合は，実施を見送るか，または十分注意して行う必要があることを心得ておきましょう。

指圧マッサージの禁忌となる部位

　症状や皮膚状態の悪化がある，指圧マッサージによって悪化が予測される部位は禁忌として扱います。具体的には以下のとおりです。

・感染や炎症，発疹がある部位
・放射線照射部位
・骨折や創傷部位
・褥瘡のある部位

> これら4つは治癒，および改善した場合は指圧マッサージを行うことがあります。

・腫瘍や骨転移，皮膚転移がある部位
・妊婦の腹部

　低栄養状態にある人や高齢者などは全身の皮膚が脆弱であるため，指圧マッサージの摩擦刺激によって皮膚の発赤や損傷が起こることがあります。皮膚状態を常に観察しながら力加減を調整し，皮膚の発赤が強くなる，皮膚損傷の危険性が高いと判断した場合は実施の途中で中止も考慮します。

5）指圧マッサージの基本手技

　指圧マッサージにはさまざまな手技があります。ここでは使いやすい基本手技を5つ紹介しましょう（図2-1）。

①**さする手技（軽擦法）**：ゆっくりさする，なでる

②**押す手技（圧迫法）**：ゆっくりと圧をかけながら押し，ゆっくりとゆるめるように離す

③**もむ手技（揉捏法）**：筋肉をやさしく，ゆっくりもむ

④**軽く引っ張りながら振動を与える/揺らす手技（けん引振戦法）**：上肢や下肢，手足の指を軽く引っ張るようにしながら，振るわせる

⑤**叩く手技（叩打法）**：リズミカルに叩く

6）指圧マッサージの時間や手技の力加減，リズム

　何分やるとよい，これぐらいの圧や重量をかけるとよいといった数字で示せる絶対的な指標はなく，また，どのくらいの時間や力加減で対象者の反応に変化が現れるといった基準もありません。対象者個々の状態や実施者のやり方などによるところがあ

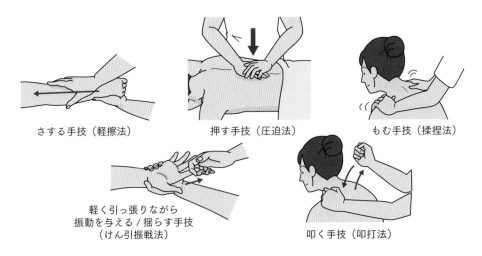

さする手技（軽擦法）　　押す手技（圧迫法）　　もむ手技（揉捏法）

軽く引っ張りながら
振動を与える/揺らす手技
（けん引振戦法）

叩く手技（叩打法）

図2-1　5つの基本手技

り，こういった点が指圧マッサージを行ううえで悩ましいところです。しかし，おおよその目安というものはあるので，紹介しましょう。

手技の実施時間

　実施時間は「長すぎず短すぎず」を指標に数分〜数十分単位とします。対象者の体力が落ちているときや身体機能が低下しているときは短めが望ましいです。また，同一体位で指圧マッサージを受けられる時間は限られていますし，長い時間をかければ効果が上がるというものでもありません。あらかじめ対象者の希望を聞き，実施時間を提案するというやりとりをしておくとよいでしょう。

手技の力加減

　力加減のポイントは手の触れ方と圧のかけ方，身体の使い方にあります。

　手掌で触れると触圧刺激が広範囲に伝わりやすいですが，手指や足趾，手背部や足背部などの狭い部分には手指を使うほうがその形状に合わせて触れやすくなります。

　また，触れる部位に対して「適度な圧」をかけますが，用いる手技によって「適度」の意味合いが異なってきます。適度の目安としては，次のようになります 動画1 。

動画1

- さする手技では，触れる部位に手指や手掌をぴったりと密着させ，添わせるように圧をかける
- 押す手技ともむ手技では，触れる部位に手指や手掌を置き，垂直方向にゆっくりと自分の体重をかける

　押す手技やもむ手技は，さする手技に比べて，よりしっかりと圧が加わります。また，押す手技やもむ手技では手指，たとえば母指を使うと一点に集中して圧をかける

ことができるのに対し，手掌を使った場合は触れる面積が広くなり圧が分散されやすくなります。

　身体の使い方は前述したように，ボディメカニクスを活用します。また，体幹や下肢の筋肉を活用して前かがみにならないようにするのも圧をかけすぎないコツです。手や腕の力に頼って圧をかけると，指や手首，腕を痛める原因になります。実施者の指や手首，腕に痛みが出てくるということは，手や腕の力に頼りすぎている，圧をかけすぎていることの証左ですので，手や身体の使い方を見直すとよいでしょう。

　最も大事なことは，できる限り対象者の痛みを引き起こさないことです。

　皮膚で感じる感覚には触覚，圧覚，痛覚，冷覚，温覚があり，これらの感覚を生じる場所を感覚点といい，皮膚には触点（圧点），痛点，冷点，温点があります。感覚点の密度は感覚の種類や身体の部位によって異なり，最も多いのが痛点，次いで触点とされています。痛点や触点が多いのは身体の危険を察知し，その危険にただちに反応する必要があるからです。指圧マッサージでは，皮膚に物理的刺激を加えることから対象者の触覚や圧覚，痛覚の感じ方には留意が必要です。加えて，強く押しもみほぐすような，痛みを感じるほどの強い刺激はむしろ侵害刺激をもたらすことがあります[5]。強い刺激を伴う指圧マッサージは筋線維を傷め，痛みやだるさ，熱感を引き起こす，いわゆるもみ返しの原因にもなります。

　対象者から「気持ちいい」という反応が得られたら，その対象者に対する手技の力加減としてはちょうどいいと考えられます。また，「痛気持ちいい」という反応もあります。前述のとおり，痛みを感じるほどの強い刺激は侵害刺激をもたらすといわれていますが，「痛気持ちいい」がちょうどいい場合もあります。「この痛みは（いつも感じている）悪い痛みじゃないから」と思っている人（たとえば慢性疼痛に苦しんでいる人）もいるからです。対象者が「痛気持ちいい」と反応した場合，その感じ方を少し掘り下げて聞いてみるのがよいかもしれません。

手技のリズム

　脈拍が規則的なリズムであると不快に感じないですが，急に速くなったり，不規則なリズムであったりすると不快感をもちやすくなります。同様に，手技も一定のリズムで行うと対象者もそれになじんできますが，手技のリズムが急に速くなったり遅くなったりすると違和感をもちやすくなります。

　手技はできる限り一定のリズムを保つようにします。たとえば，押す手技では圧をかけるとき，ゆるめるときも同じリズムで行い，3秒くらいかけて圧をかけたら，3秒くらいかけて圧をゆるめるのが望ましいです 動画2 。しかし，圧をかけるときはゆっくりでも，圧をかけたあと，次のところに手を移して押すことに意識が向きやすくなるため，ゆるめるときのリズムが速くなりがちです。頭の中で，圧をかけるときは1，2，3と数え，ゆるめるときも1，2，3と数えて押していくことをおすすめします。

動画2

7）対象者の呼吸に合わせて

　手技はゆっくりとしたペースで行いますが，そのペースメーカーとなるのは対象者の呼吸です。特に，押す手技のポイントは対象者の呼吸に合わせることにあります。具体的には，次のとおりです 動画3 。

- 対象者が息を吐くタイミングで圧をかけ，息を吸うタイミングで圧をゆるめる
- 背部を押す際には呼吸運動を妨げないよう，対象者の呼吸や呼吸に伴う肩や胸，背部の動きに注意する

　また，あらかじめ対象者に息を吐く・吸うタイミングを伝え，呼吸に合わせながら押す手技を行っていくのもよいです。
　一方，対象者が息を吐く・吸うタイミングをつかみづらい，息苦しさや呼吸の荒さがある場合には，実施者がペースメーカーとなります。ペースとしては，前述したように実施者が3秒くらいかけて圧をかける，3秒くらいかけて圧をゆるめる，という一定のリズムをもって行うとよいでしょう。

●COLUMN　指圧の3原則──垂直圧，持続，集中の原則

　指圧の基本に「垂直圧，持続，集中の原則」の3原則があります[6]。
- **垂直圧**：複雑な曲線，曲面の複合体である人体に対し，最も適合した，効果的な刺激を与えるために常に垂直圧をもって行う。
- **持続**：一定強度に押圧したらその圧をゆるめずにそのまま一定時間保つ。このとき，実施者の指の感覚を確認したり，対象者の反応を観察したり，刺激を適したものにしていく。
- **集中**：実施者の技術と精神を一致させ，実施中は全精神力を集中させる。また，実施者と対象者との精神的な一致をはかる。

　指圧マッサージを行うときには，頭の中で「垂直圧，持続，集中」と唱えてもよいくらいに基本的な原則です。この原則の内容は実際の手技によって異なるものもあります。たとえば，垂直圧の原則における圧のかけ方や持続の原則で押圧する時間は用いる手技によって異なります。また，集中の原則では，実施中は全精神を手技に集中すること，対象者と心を通わせることを表しています。

8）指圧マッサージの手技の「基本のき」

　指圧マッサージの手技を効果的に活用するための手始めとして，5つの基本手技の「基本のき」を示します。

さする手技（軽擦法）の「基本のき」

- ◆手指や手掌をぴったりと密着させる
- ◆触れる部位に添わせるように圧をかける
- ◆ゆっくりさする

押す手技（圧迫法）の「基本のき」

- ◆押す部位に対して垂直方向に自分の体重をかけるように圧をかける
- ◆一押し 3 秒：3 秒かけて押し，3 秒かけてゆるめる
- ◆対象者の呼吸に合わせる

もむ手技（揉捏法）の「基本のき」

- ◆硬くなった筋肉をやさしくほぐす
- ◆一定のリズムでゆっくりもむ

軽く引っ張りながら振動を与える/揺らす手技（けん引振戦法）の「基本のき」

- ◆軽く，ゆっくり引っ張る
- ◆軽やかに振るわせる

叩く手技（叩打法）の「基本のき」

- ◆手全体を使う
- ◆一定のリズムで叩く
- ◆軽やかに叩く

4　ナーシングマッサージという方法

　ケア場面で対象者に触れることは自然な行為です。清拭や洗髪，手浴，足浴などの清潔ケア，体位変換などの生活援助，検査や手術前の不安を和らげるため対象者の手を握るというように，看護職が行うケアは触れることで成り立つと言っても過言ではありません。しかし，自然な行為であるがゆえに，なにげなく触れていたり，触れることの効果に気づかなかったりする場合があります。

　このなにげなく自然に行われる「触れる」という行為を，意図や根拠をもった「触れる技」に深化させ，対象者に「触れる」ことをもっと豊かにしていきたい，そんな希望をもちながら，筆者らはナーシングマッサージという方法を開発してきました。そのナーシングマッサージについて紹介します。

1）ナーシングマッサージとは

　ナーシングマッサージは東洋医学の考え方に基づいて，指圧マッサージを看護で活用することです。その目的は，対象者の症状や苦痛の緩和だけでなく，安楽や安寧の促進も含まれます。

　また，対象者は看護の対象でもあることから，健康問題を抱えたあらゆる人々に適応があります。たとえば，疾患を治療するため入院や継続的な外来通院を必要とする人，自分の住まいで医療や介護のさまざまな支援を受けながら暮らしている人，自らの身体に新しい命を授かり育んでいる人です。

　ナーシングマッサージの特徴を，その定義に基づいて，もう少し詳しく説明していきましょう。

東洋医学の考え方に基づいている

　これまで東洋医学と看護には通じるものがあること，指圧マッサージは看護の「触れる」「手当て」と共通するものがあることを述べました。このことから，東洋医学の考え方を柱にもつ指圧マッサージの手技は看護に取り入れやすいのではないかと考えます。

　東洋医学では心と身体のつながりを重視し，病気の発症や回復には人間全体，そして人間を取り囲む環境が関係すると考えています。つまり，対象者を包括的にとらえて，たとえば，天候や住環境にまで視野を広げて病気の原因や治療方法（アプローチの仕方）について考えます。また，AさんとBさんが同じ症状を抱えていても，2人の体質や症状が現れる背景は同じではないため，複数あるアプローチの中から適切なものを選んだり，いくつかのアプローチを組み合わせて用いたりします。具体的には，1つの症状に対して複数のツボを選ぶ，さする手技（軽擦法）と押す手技（圧迫法）を組み合わせるなどです。ナーシングマッサージはこういった東洋医学の考え方に基づいています。

　東洋医学の考え方を知らなくても看護の知識や経験をもとに指圧マッサージをすることもできます。しかし，東洋医学の考え方も含めることで，さらに一段階質の高いケアを提供することができるでしょう。対象の深い理解，正しい知識に基づくアセスメント，専門的な知識と技術を伴う「触れる」という行為，これらが成り立つことによって根拠に根ざしたケアを導き出すことができると考えます。

●COLUMN　ツボのとらえ方

　ツボは身体状態が反映された反応点でもあります。

　こりや硬さを感じる，触れられて気持ちよさを感じる，そう感じるところにはその人の身体状態が表れ，振り返ると原因となる生活習慣があることに気づきます。肩のこりを感じ，硬いところを自然に触ったり押したりしながら，「パソコンを使いすぎ

かも」と前かがみになってキーボードを叩く自分を振り返る人もいるでしょう。その触れるところに実は肩こりのツボがあるのです。

　また，ツボは「その人独自の身体の反応として，生理的要因も情動的要因も普段の生活習慣もすべて反映されている」[7]反応点であるというとらえ方もできると考えています。看護では，このようなツボのとらえ方がなじみやすいかもしれません。

看護で活用する

　ナーシングマッサージでは対象者に安楽や安寧をもたらすことを目的とし，ポイントや留意点を考慮して，指圧マッサージを上手に活用していきます。

　また，ナーシングマッサージのプロセスは次のように考えています。

　対象者に不快となる症状や，疾患や治療，療養環境の変化などによる苦痛があり，指圧マッサージという方法で和らげることができるかもしれないと知って，「受けたい」と希望したとします。このとき，看護職は対象者の状態を観察し，アセスメントしたうえでナーシングマッサージの適応の可否を判断し，看護として計画します。実施が確定したら，対象者に目的や方法の情報提供を行い，あらためて意思を確認し，同意を得ます。実施中・実施後は対象者を身体的・心理的側面から注意深く評価するとともに，看護チームのなかで共有し，経過観察を続けます。

> ●COLUMN　**対象者に応じたツボと経絡の選び方**
>
> 　ナーシングマッサージでは，対象者や場，環境などに応じて手技の内容や方法を調整しますが，対象者によっては症状や苦痛を感じる部位がナーシングマッサージの禁忌部位に当たることがあります。たとえば，妊娠中はマイナートラブルとして嘔気や便秘の消化器症状に悩まされることがあり，一般的には腹部のツボを用いてナーシングマッサージを考えたいところですが，妊婦の腹部は禁忌部位になります。
>
> 　そこで，活用したいのがツボと経絡の考え方です。上肢には大腸や小腸，下肢には胃のツボと経絡があります。妊婦へのナーシングマッサージで腹部のツボを用いることができなくても，上肢や下肢にあるツボを用いて症状や苦痛の緩和をはかることができます。
>
> 　また，対象者の状態によって避けたほうがよいツボがあります。たとえば，妊婦は肩にある**肩井**（けんせい）というツボの刺激は控えたほうが望ましいとされています。**肩井**（けんせい）は肩こりによく用いますが，妊婦に対するナーシングマッサージでは，肩をさするにとどめる，または**肩井**（けんせい）以外のツボを活用する，という方法を考えるとよいでしょう。

2）ナーシングマッサージに必要なアセスメント

　対象者の症状や苦痛の緩和，安楽や安寧の促進という目的を達成するためには対象

者の個別性に合わせたアセスメントが重要です。対象者の症状や苦痛をしっかりとアセスメントすることが，ナーシングマッサージの効果を導き出すポイントになります。

対象者の情報を得る

　看護を実施するうえで必要な患者情報に加えて，対象者の指圧マッサージの受療経験がわかるとよいでしょう。受療経験がある人は自分が気持ちがよい，ちょうどよいと感じる力加減を記憶していることがあります。加えて，どのような症状で，どのような指圧マッサージを受けて，効果はどうであったか，といった情報も把握できると，対象者に適したナーシングマッサージを考える目安になります。

　また，強めの力加減の指圧マッサージを好んで受けていた人は，指圧マッサージは強い力で行うものととらえていることがあります。しかし，この対象者に骨粗鬆症や出血傾向があったとしたら，好みの強い力加減で行うことで骨折や皮下出血の形成のリスクが生じます。このような場合，対象者の好みよりも弱めの力加減で行うという看護職の判断が優先となるでしょう。

ナーシングマッサージの適応を判断する

　対象者から得た情報と指圧マッサージの禁忌となる病状や部位の知識（19-20頁，指圧マッサージの禁忌となる病状，部位）を参考に，身体面においてナーシングマッサージが可能かどうかを判断します。加えて，日常の看護から得られる情報，たとえば症状によって対象者がつらいと感じること，生活上で困ることなどの主観的情報や日常生活動作の状況などの客観的情報からアセスメントし，ナーシングマッサージの適応を判断します。また，看護チームでの判断が難しい場合は他職種の意見を交えて検討することも心得ておきましょう。

常にアセスメントを行う

　対象が患者や療養者であることから体調や症状の変化には細心の注意が必要です。最初は気持ちがいいと感じていても，途中で痛みを感じたり，気分が悪くなったりすることがあります。このようなときは，まず手技を止めて，対象者が感じている体調の変化や症状に関する情報を集め，対象者の息づかい，表情や顔色の変化，バイタルサインから身体状態を把握し，アセスメントします。ナーシングマッサージのリスク管理には対象者の継続的な観察を含むアセスメントが必要とされています[8]。アセスメントによってナーシングマッサージの実施が可能と判断でき，かつ対象者が希望すれば，対象者の反応を注意深く観察しながら再開します。

　対象者がナーシングマッサージの回数の増加や時間延長を希望することもあります。この場合，対象者の状態を注意深くアセスメントし，対象者の希望どおりにするのかどうかを判断します。また症状や苦痛の緩和が難しい場合は，対象者の状態からナーシングマッサージの必要性をアセスメントします。対象者の状況によっては別のケアを必要とすることがあるからです。

> ●COLUMN　**ナーシングマッサージの目的・部位から離れて反応が生じるとき**
>
> 　背中や腰の痛みのある対象者に腰背部のナーシングマッサージを行ったところ，対象者が「胃腸の具合がよくなった」と言うことがあります。背中や腰の痛みの緩和とは異なる反応がなぜ生じるのでしょうか。その理由として①〜③が考えられます。
> 　①指圧マッサージの身体的な効果としてリラックス状態が高まって「快」の感情が生じ，副交感神経の働きが優位となることから腸蠕動が活発になったため
> 　②背中や腰の表面に触れられた刺激が体性−内臓反射機転を介し，消化管の運動を活発にしたため
> 　③背中や腰には胃や腸に関連したツボがあり，そこへの刺激が効果的に影響しているため
> 　対象者の反応をアセスメントすると，抱える症状の部位へのナーシングマッサージにより，その部位から離れたところで別の身体感覚を生じることに気づきます。この対象者の反応をありのままに受け止めながら，ナーシングマッサージの適否を考えていくことが大事になってきます。

3）看護チームにおけるナーシングマッサージ

　ナーシングマッサージを行うには，1人では難しいと考えます。ナーシングマッサージはチームで行う必要があり，そのためには，以下の3点を考慮します。

ナーシングマッサージの手技の共有

　看護チーム内の全員がナーシングマッサージに興味をもち，対象者に手技を行えるようになるには時間を要しますし，時に手技の共有の難しさを感じることがあるかもしれません。

　そこで，その近道として，看護職自身が指圧マッサージを受け，気持ちよさや心地よさを実感することがあります。看護職自らが指圧マッサージにより「安楽になったり，安心感を抱いたりする経験が，身体に触れることがケアにつながることや，他者の苦痛を軽減することへの理解を大きく進める」[9]とされています。まずはナーシングマッサージに興味のある看護職を探し，看護職間でお互いに指圧マッサージをやってみることをおすすめします。

ナーシングマッサージの継続性

　対象者の自覚症状が改善した場合，医療情報に基づいて身体的・心理的側面から評価し，対象者の意向を確認してナーシングマッサージの実施を終了とします。このときに対象者が望めば自分で実施できるように支援する計画に移行してもよいでしょう。対象者1人での実施が難しい場合は家族など身近な人の助けを得られるか確認し，継続できるようにとりはからうことも必要になってきます。

　ナーシングマッサージは計画的に実施するものですが，ほかの患者や療養者の急変発生などといったイレギュラーな事態により，定期的なナーシングマッサージ，あるいはナーシングマッサージの継続そのものが難しくなる状況があります。ナーシングマッサージを導入する前に，予定どおりあるいは希望どおりに実施できない場合があることを対象者に説明し，同意を得ておくことも大切です。

ナーシングマッサージの計画を他職種と共有

　対象者によりよいケアを提供するという視点から，他職種とナーシングマッサージの計画を共有することも大切です。ナーシングマッサージの適応の可否を判断するうえでは身体面，心理面の医療情報に対する医師の評価や意見が重要になります。また，対象者にかかわる職種と計画を共有することでナーシングマッサージをより効果的にすることも期待できます。たとえば，回復期にありリハビリテーションを行っている対象者が身体の緊張感や倦怠感を訴えている場合，理学療法士や作業療法士に相談したうえで，リハビリテーションの前にナーシングマッサージを取り入れることにより，症状が和らいだ状態でリハビリテーションに臨むことができるかもしれません。日中の過ごし方に悩む高齢の対象者では介護職と相談してナーシングマッサージを取り入れることにより，気持ちよい刺激を感じてメリハリのある生活につなげることができるかもしれません。

5　ナーシングマッサージを活用する

　ナーシングマッサージにおける看護職と対象者の「触れる」「触れられる」にはどのような意味があるのでしょうか。ここでは，ハルキさん，アキヨさんという2人の対象者へのナーシングマッサージの活用例を交えながら考えてみましょう。

1）「歩きたい…」と口を動かして訴えるハルキさん

　進行性疾患を発病したハルキさんは，自力での立位や歩行が難しく，普段は車椅子やベッド上で過ごしています。また，呂律のまわりにくさや発声困難により話すことが難しく，頷きや表情の変化といった非言語的な手段により意思疎通をはかっています。以前は懸命にリハビリテーションに取り組んでいましたが，次第に転ぶことが増え，「なんで歩けないんだ！」と怒りを表し，医療者や介護者とのかかわりを拒むことがありました。歩くことが難しくなった今，ハルキさんは時折，「歩きたい…」と口を動かします。ハルキさんの下肢は筋肉が萎縮して細く，むくみや冷えがあり，皮膚は乾燥していました。

ハルキさんの状態のアセスメント

　歩行困難になると，下肢の筋肉が萎縮し，膝や足関節の可動域が小さくなり，血液やリンパ液の循環が滞って冷えやむくみが生じやすくなります。また，通常歩くことで感じる足の疲労感や足底部が刺激される感覚，地を踏みしめる感覚が弱まってきます。ハルキさんにもこのような変化がみられました。

　さらに，ハルキさんは歩行ができない現実に直面し，戸惑いやいら立ち，怒りを感じていました。しかし，その感情を言葉でうまく伝えることができず，ケアを受け入れることも困難になっていました。

　そこで，看護師たちは下肢のむくみや冷えを和らげることで，ハルキさんが少しでも気持ちよく過ごせるよう，下肢のナーシングマッサージを行うことにしました。

ナーシングマッサージの実際

　ナーシングマッサージの目的は下肢の血液・リンパ液の循環を促進し，むくみや冷えを緩和すること，足底部を刺激し気持ちよさを感じてもらうことでした。下肢にはむくみや冷えの緩和に役立つツボがあり，この症状を和らげるために下肢は手技を行う部位として理にかなっていました。ハルキさんの現在の病状は指圧マッサージの禁忌に該当しないことや医師の意見を確認のうえ，ハルキさんの下肢のむくみや冷えの原因は廃用性であると判断し，下肢のナーシングマッサージを計画しました。また，ハルキさんの下肢はむくみや皮膚の乾燥があることから皮膚が傷つきやすいと判断し，保湿剤を塗布しながら手技を行うことにしました。

　ハルキさんに下肢のナーシングマッサージを行うことを提案したところ，ハルキさんは間を置いて頷き，同意しました。実施時はハルキさんがリクライニングの車椅子に座る体位とし，膝下にクッションや折りたたんだバスタオルを入れ，腰から足先までの安定が保てるようにしました。手技は片足10分ずつ，足先から膝までをさすったり，足底や爪の際にあるツボを押したりしました。ハルキさんは時折いびきもかき，気持ちよさそうな表情をしていました。

　ハルキさんの様子からナーシングマッサージの効果があると判断し，足浴時や入浴後のタイミングに，週に1回の頻度で下肢のナーシングマッサージを行うことをハルキさんに提案し同意を得られたところで，チームで共有，実施していきました。ナーシングマッサージの時間を確保するのが難しい場合は足先から膝までをさするのみにするなど，調整をしました。

振り返り（効果，今後の課題）

　下肢のナーシングマッサージを行った結果，ハルキさんは気持ちよさそうな表情や眠るという反応を示しました。また，穏やかな表情でいる時間やケアを受け入れることも増えてきました。歩行による足底部への感覚刺激と手技による触圧覚の刺激は全く同じ刺激ではありませんが，病気によって隠れていた身体感覚が手技によって刺激され，気持ちよさとして表れてくることもあります。加えて，ハルキさんが穏やかな

気持ちになることができたのはナーシングマッサージの効果といえるでしょう。

　今後は，ハルキさんの病状の変化に応じ，手技を行う部位や実施回数を増やすなどの調整が必要であると考えます。

2）肩こりを訴えるアキヨさんに対して

　軽度の認知症があるアキヨさんは歩行器を使って歩いていました。以前は洋裁の仕事をしていて，長年，朝から晩まで熱心に取り組んでいたため，慢性的に肩がこり，マッサージを受けていました。今は寝ていることが多く，後頸部や肩の筋肉の緊張があり，「何もしていないのに肩がこる。困ったものだ」と繰り返し話していました。

アキヨさんの状態のアセスメント

　頸部から肩，背部には僧帽筋や菱形筋，肩甲挙筋などの抗重力筋があります。抗重力筋は立っている，座っているだけでも緊張していて，特に座り仕事などのような長時間の一定の姿勢は抗重力筋に強い緊張を与え，疲労や肩こりを引き起こします。抗重力筋の緊張状態はアキヨさんの肩こりの原因の1つであったといえるでしょう。アキヨさんにとって肩こりは洋裁の仕事に付き物でしたが，洋裁をしていない今でも肩こりが続き，やっかいな症状であると考えられます。

　また，アキヨさんはマッサージを受けた経験があり，肩を触れられたり，さすられたりすることは受け入れやすい状況でした。そのため，アキヨさんの肩こりの症状を和らげるために肩のナーシングマッサージを行うことを考えました。

ナーシングマッサージの実際

　アキヨさんの肩こりは慢性的であること，指圧マッサージの禁忌に該当しないことを確認のうえ，ナーシングマッサージの適応であると判断しました。アキヨさんはマッサージを受けた経験があったことから，手技の力加減について好みを確認する必要がありました。さらに，軽度の認知症があることから実施に際しては繰り返し説明する必要もありました。また，アキヨさんの肩こりの訴えやナーシングマッサージの反応の観察は，アキヨさんが通うデイサービスの介護職と共有することとしました。

　まずアキヨさんの話を聞きながら，数分間肩をさすることから始めました。アキヨさんは「気持ちいい」と言いつつ，「何もしていないのに肩がこる。困ったものだ」と繰り返すので，アキヨさんと話す際には肩をさすることにしました。話す時間が長いときは，座っているアキヨさんの後ろから肩全体をさすったり，肩こりのツボを軽く押したりしながら，「ここがこっているのですね」と声をかけ共感を示しました。

　その後，デイサービスの介護職から，アキヨさんがデイサービスでほかの利用者と肩こりについて話しているという情報を得ました。

　3〜4か月後のある日，アキヨさんは歩行器を指さしながら「肩がこるのはあれ，あれを使うから」と言いました。話をよく聴くと，アキヨさんは歩行器を使うときは

転ばないようグリップをしっかり握るために肩や腕に力が入る，だから肩がこる，という肩こりの原因について自分なりの考えをもっていたことがわかりました。

振り返り（効果，今後の課題）

　アキヨさんは肩こりという不快症状やその原因について考えをもちつつも，それを言葉にして伝えることがうまくできなくなっている状態だったのかもしれません。ナーシングマッサージを行ったこととアキヨさんが考える肩こりの原因の表出との関連については明らかではありませんが，アキヨさんの考えを知ることができました。また，ナーシングマッサージによってアキヨさんの肩のこりを和らげつつ，不快症状に共感することで，アキヨさんから気持ちよいという反応を引き出せたのではないかと考えます。

　今後は，アキヨさんの歩行状態をアセスメントし，歩行器の使用に伴う肩こりの症状が緩和できるよう，ナーシングマッサージの手技や実施時間などを調整する必要があると考えます。

📖 引用文献

1) 寺澤捷年，津田昌樹：タッチングから指圧・マッサージへ．JJN ブックス　絵でみる指圧・マッサージ，p7，医学書院，2002
2) 小板橋喜久代：TE-ARTE の技をもつ意味．川島みどり（編）：触れる・癒やす・あいだをつなぐ手—TE-ARTE 学入門，p41，看護の科学社，2011
3) 前掲書 1)，p27
4) 教科書執筆小委員会（著），社団法人東洋療法学校協会（編）：あん摩マッサージ指圧理論　第 3 版，pp97-98，医道の日本社，2016
5) 山口創：皮膚感覚と脳．日本東洋医学系物理療法学会誌 42（2）：13，2017
6) 前掲書 4)，p18
7) 小板橋喜久代：臨床に活かそう！ 指圧・マッサージの実践講座第 2 回 指圧手技，もみ方の基本を知ろう．月刊ナーシング 24（6）：114-117，2004
8) 大野夏代：ナーシングマッサージにかかわるリスク．小板橋喜久代ほか（編）：ナーシングマッサージ入門　日々のケアにプラスして患者の安楽性を促す，pp33-38，日本看護協会出版会，2016
9) 川原由佳里，守田美奈子，田中孝美ほか：触れるケアをめぐる看護師の経験—身体論的観点からの分析．日本看護技術学会誌 8（2）：51，2009

📖 参考文献

• 福田彩子：ナーシングマッサージに指圧マッサージの手技を活用する．小板橋喜久代ほか（編）：ナーシングマッサージ入門 日々のケアにプラスして患者の安楽性を促す，pp18-32，日本看護協会出版会，2016
• 福田彩子：在宅ケアの場面．小板橋喜久代ほか（編）：ナーシングマッサージ入門 日々のケアにプラスして患者の安楽性を促す，pp106-110，日本看護協会出版会，2016

第 3 章

看護・介護場面の
ナーシングマッサージ

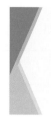
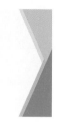

基本手技を用いた ナーシングマッサージ

1 基本となる手順

ナーシングマッサージは，さする（軽擦法），押す（圧迫法），もむ（揉捏法）など，いくつかの手技を組み合わせて行います。その基本となる順序は，以下のとおりです。

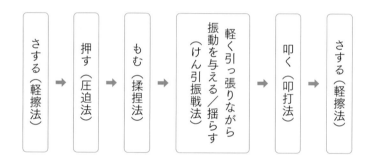

このような順序立てをすることにより，1つの流れをもつ技術となります。また，流れがあることで手技の順序を覚えやすく，実施しやすくなります。

この基本の手順をもとに，対象者やその状況，環境，時間に応じて，用いる手技の選択や順序を調整することができます。たとえば，以下のような流れが考えられます。

- **検査の待ち時間で：**
  対象者の後方に立ち，肩をさする（軽擦法）➡ もむ（揉捏法）➡ さする（軽擦法）
- **座位で行う足浴の際：**
  タオルで水分をふき取りながら，足底部をさする（軽擦法）➡ 押す（圧迫法）➡ さする（軽擦法）

2 効果的に行うための5つのポイント

ナーシングマッサージを効果的に行うためには，5つのポイントがあります。

1）触れてよいところ，避けるところを確認する

1つめは，触れてよいところと避けるところを事前に確認することです。

対象者が話すことができる場合は，触れてほしくないところ，嫌だと思うところはあるか，それはなぜなのかを具体的に教えてもらいます。触れられると「くすぐったく感じるから苦手」「身体が緊張するから嫌」という対象者もいます。たとえば，側腹部を触れられるとくすぐったく感じる場合は，その部位に触れることを避けて別の部位を触れるようにします。

対象者との会話が難しい場合は，対象者とかかわっている他職種や家族から聞くほか，病歴や疾患の治療経過からアセスメントします。

2）ツボと経絡を活用する

2つめは，ツボと経絡を活用して手技を行うということです。身体の背面には頭部から頸部，背・腰殿部を通り，大腿，下腿，足趾の方向に向かう長い経絡が左右にあり，肩から殿部にかけては脊椎の左右両側にあります。肩・背部や腰・殿部のナーシングマッサージではこの経絡の流れに沿って手技を行うことにより，経絡上の気や血のめぐりを促すことができます。

また，手や足の爪の際（きわ）には**井穴**（せいけつ）というツボがあります。**井穴**（せいけつ）は井戸水のようにエネルギーが湧き出ることを意味し，人の生命活動に深く関与するツボです。手や足のナーシングマッサージで**井穴**（せいけつ）を活用することにより，対象者の身体に活力を与えることができます。

3）軽擦に始まり，軽擦に終わる

3つめは，手技を行う順序として「軽擦に始まり，軽擦に終わる」ことです。さする手技（軽擦法）はナーシングマッサージの始まりと終わりの挨拶になるので，どのような場面でもナーシングマッサージの始まりと終わりは対象者にやさしく触れ，手指や手掌を密着させてゆっくりさすります。また，なんらかの事情により手技を中断したあと，再開する際も，対象者に触れる旨を伝えたのち，ゆっくりとさすることから始めます。

範囲としてはナーシングマッサージを行う部位全体をさするとよいでしょう。始める際にさすることで対象者の身体の筋緊張，皮膚の冷たさや温かさなどの状態を把握できます。終わる際も同様にさすることでナーシングマッサージ後の身体の変化を把握できます。

4）触れ続ける

　4つめは，手技を行う際，対象者に触れ続けることです。たとえば，母指を用いた押す手技（圧迫法）を肩に行う場合には，首のつけ根に近い第 7 頸椎の外側から肩峰の方向に押していきます。次の部位に移る際には，押す力をゆるめますが，手は対象者の身体に触れたまま移動させます。このときに手が離れてしまうと手技の連続性が途切れ，対象者がそれまで感じていた気持ちよさも途切れてしまいます。

5）迷ったら軽擦法に戻る

　5つめは，手技の組み合わせや順序を迷ったときにはさする手技（軽擦法）を行うということです。たとえば対象者との会話や状態の観察に集中したいときや，手技の順序を忘れたときなどはさする手技を行うことをおすすめします。対象者の身体に手掌を密着させてゆっくりさすりながら，対象者の話に耳を傾ける，対象者に合った手技を考えることは高度なスキルですが，手技の連続性を維持することができます。

3　上肢や下肢のナーシングマッサージ

1）ポイント・留意点

環境の整備

　手足など身体の末端部分は，気温が低い時期や場所では冷えを感じやすくなります。そのため，室温を調整したり，看護職の手を温めるなど，保温に留意します。手浴や足浴で手足を温めたあと，または温めながら行うのもよいでしょう。

対象者の姿勢と看護職の位置

　看護職は対象者の手や足に近いところに位置します。仰臥位の対象者に手のナーシングマッサージを行う場合は，対象者の身体をベッドの手前側に寄せ，対象者の手と向かい合わせになります。足のナーシングマッサージを行う場合は，対象者の身体をベッドの足側に寄せ，対象者の足と向かい合わせになります。息苦しさがある人や妊婦などの仰臥位が困難な対象者には，ベッドの頭側の挙上や枕の挿入，座位をとるなど体位を調整します。

　座位では手足を安定させてナーシングマッサージを行いやすくするために，以下のような工夫をします。

- 対象者に合わせて背もたれやリクライニング機能のある椅子や車椅子を使う
- 手のナーシングマッサージでは対象者の膝の上にクッションを置き，その上に手を

のせてもらう

• 足のナーシングマッサージでは足置き台を利用する

　また，手掌・手背（もしくは足底・足背）をさする際には，空いている手で下から対象者の手関節・手部（もしくは足関節・足部）を支えながら行います。

ナーシングマッサージのコツ

　腕や下腿，手指や足趾は円筒形で丸みを帯びているため，触れる部位の丸みに沿って包み込むように手掌や手指を密着させ適度な圧を加えながらさすります。また，血液・リンパ液の循環を促進するためには，末梢から中枢に向かって圧を加えながらさすります。

　部位に応じて垂直圧をかけやすくする工夫も必要です。たとえば，手や足の爪の生え際にある**井穴**では「つまむように」挟んで押し，もみます。手掌の**労宮**，足底の**湧泉**では両母指を「重ねて」押します。足底や手掌を押すと気持ちよさが得られやすいので，硬さを感じるところは時間を長めに押す，押す圧をやや強めるとよいでしょう。しかし，触点，痛点といった皮膚の感覚点の密度は感覚の種類や身体の部位によっても異なり，痛みを感じるほどの強い刺激はむしろ侵害刺激をもたらすことがあります（22頁参照）。したがって，対象者の反応を確認しながら押す強さを判断して加減する，押す手技だけでなくさする手技も取り入れる，といった調整が必要になります。

　たとえば，慢性的な下肢の痛みをもつ対象者がナーシングマッサージを受けているときに「今日は特に痛い」と訴えた場合，病態に変化がなければ，下肢をさする手技を多く行います。また，下肢を触れられると痛い・つらいときは防御のため身体に力が入ることから，その部位を避け，対象者の苦痛の緩和や安楽をもたらすために手や肩・背部へのナーシングマッサージを提案してみましょう。

2）方法

　次に示すナーシングマッサージは一例です。対象者の状況や環境によって，手順や手技内容は変わります。

 上肢のナーシングマッサージ：仰臥位　　動画 4

活用するツボの例

• **井穴**，**労宮**
• 手の爪の生え際には**井穴**というツボが6つあります（図3-1）。
• 手掌の中央，こぶしを握った際に，中指と薬指の先端が当たるところの間に**労宮**というツボがあります（図3-2）。

動画 4

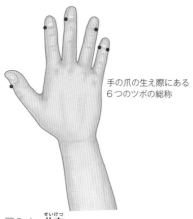

手の爪の生え際にある
6つのツボの総称

図3-1　井穴（せいけつ）

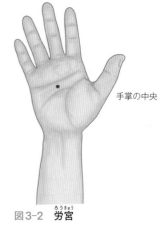

手掌の中央

図3-2　労宮（ろうきゅう）

実施のタイミング
- 手浴や清拭時，手に保湿剤などを塗布するとき，会話時

目安となるマッサージの時間
- 5〜10分

マッサージ終了のタイミング
- 所定の時間，触れて手が温まってきている，手の指や爪の色がピンク色になってきているなど

効果の判断
- 「手がぽかぽかして温かくなってきた」「指が動きやすくなった」などと対象者が反応する

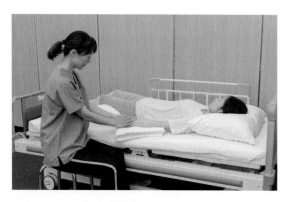

01 折りたたんだタオルなどを前腕から手関節の下に挿入する。上肢全体が安定する高さに調整する。

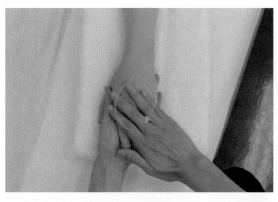

02 円を描くように手背をさする。対象者の手掌を広げて両手で挟み，手背を上面にして，下から片手で手関節から手掌を支える。

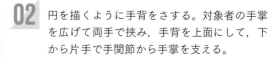

POINT 円を描くようにさすると手部の形状に沿って手が動かしやすい。
円を描く方向は外側，内側どちらでもよい。
前腕の回内・回外運動が困難な場合，対象者が楽に感じられる上肢の位置を確保し，上面にできるほうを多くさする。

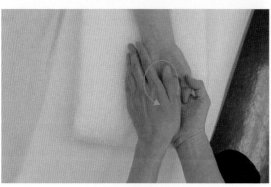

03 円を描くように手掌をさする。手掌を上面にして，下から片手で手関節から手背を支える。

POINT 円を描く方向は外側，内側どちらでもよい。
手指の拘縮や変形，痛みやしびれがある場合は，さすりながら指関節可動域，痛みやしびれの感じ方を対象者に確認する。

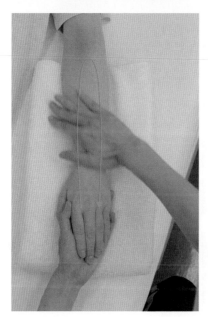

04 手先から肘に向かい，手関節から前腕外側，手関節から前腕内側の片側ずつ包み込むようにさする。

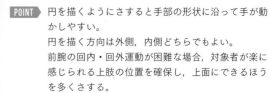

POINT 空いている手で対象者の手関節と手部を下から支える。

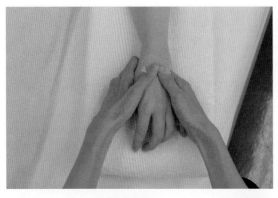

05 円を描くように手関節（手背側）を両母指でさする。

POINT 円を描く方向は外側，内側どちらでもよい。

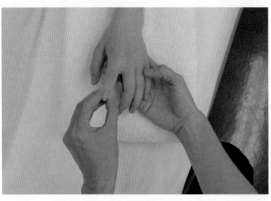

06 井穴を母指と示指でつまむように挟んで押し，もむ。

POINT 爪の生え際を1本ずつ順序立ててつまむように挟んで押し，もんでいくと6つの井穴を余すことなくマッサージすることができる。
爪周囲の炎症があると，もむことで痛みや炎症の拡大が予想されるため，代替の方法を検討する（➡07を多く行うなど）。

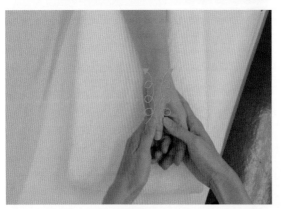

07 指先から手関節に向かい，指を1本ずつ，手関節を越えるところまで両母指でさする。

POINT 手部のむくみ，手指や手関節の関節拘縮の緩和をはかるためには，手関節を越えるところまでさするとよい。
円を描くようにさするのが難しい場合は，指先からまっすぐに手関節に向かってさするのもよい。

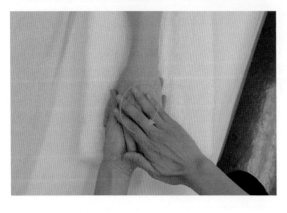

08 02と同じ。円を描くように手背をさする。

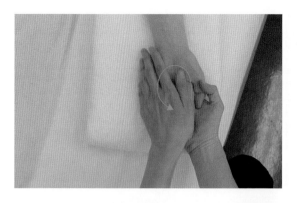

09 03 と同じ。円を描くように手掌をさする。

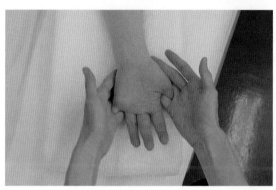

10 手掌をストレッチする。対象者の母指内側，小指内側に両小指を挟むように置き，手掌をゆっくり伸ばすように広げる。

POINT 手掌を広げることが困難な場合，代替の方法を検討する（➡手掌をさするなど）。

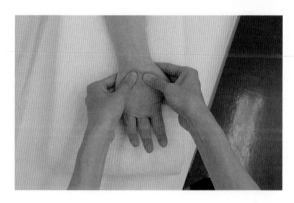

11 10 の手掌を広げたまま，手掌全体を両母指で押す。

POINT 可能な範囲で手掌を押す。
押しながら力加減，痛みの有無を確認し，痛みがあれば，力を弱めるか，代替の方法を検討する（➡母指でさするなど）。

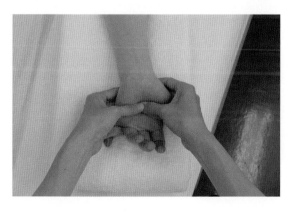

12 両母指を重ねて**労宮**を押す。

POINT 11 と同じ。押しながら力加減，痛みの有無を確認し，痛みがあれば，力を弱めるか，代替の方法を検討する（➡母指でさするなど）。

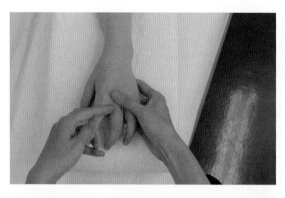

13 指を 1 本ずつ，軽く引っ張りながら振動を与える（揺らす）。

POINT 手指の拘縮や変形，爪周囲の炎症があると，痛みを生じやすいため，代替の方法を検討する（➡ 次の 14，15 を多めに行うなど）。

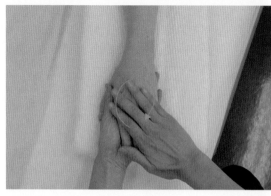

14 02 と同じ。円を描くように手背をさする。

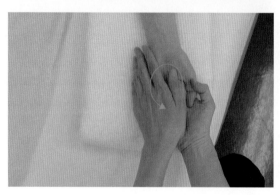

15 03 と同じ。円を描くように手掌をさする。

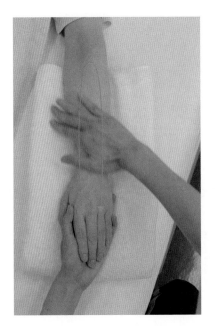

16 04 と同じ。手先から肘に向かって，前腕外側・前腕内側をさする。

 下肢のナーシングマッサージ：仰臥位 　　　　　　　　　　　　　動画 5

動画 5

活用するツボの例
- **井穴，湧泉**
- 足の爪の生え際には**井穴**というツボが 5 つあります（図 3-3）。
- 足底の，足趾を曲げたときにできるくぼみには**湧泉**というツボがあります（図 3-4）。

実施のタイミング
- 足浴や清拭時，足に保湿剤などを塗布するとき，会話時

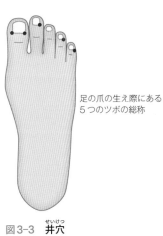

足の爪の生え際にある
5 つのツボの総称

図3-3　**井穴**

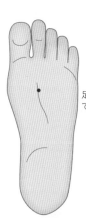

足趾を曲げたときに足底に
できるくぼみ

図3-4　**湧泉**

目安となるマッサージの時間
- 5〜10分

マッサージ終了のタイミング
- 所定の時間，触れて足先が温まってきている，足趾や爪の色がピンク色になってきているなど

効果の判断
- 「足がぽかぽかして温かくなってきた」「足が軽くなった」などと対象者が反応する

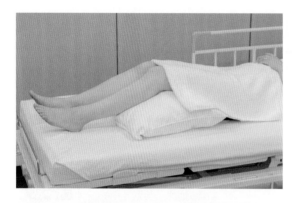

01 折りたたんだバスタオルやクッションを膝裏から下腿に挿入し，下半身が安定できる高さに調整する。

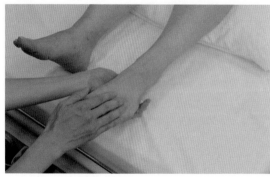

02 足先を両手で挟み，円を描くように足底をさする。空いている手で足背を支えるとさすりやすい。

POINT 円を描くようにさすると足部の形状に沿って手を動かしやすい。
円を描く方向は外側，内側どちらでもよい。
足趾の拘縮や変形，足部の痛みやしびれがある場合，趾関節可動域，痛みやしびれの感じ方を対象者に確認する。

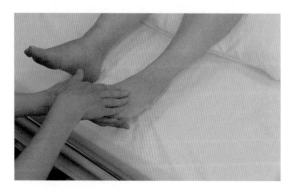

03 足背をさする。足趾から足関節に向かって，円を描くように行う。空いている手で足底を支えるとさすりやすい。

POINT 円を描く方向は外側，内側どちらでもよい。

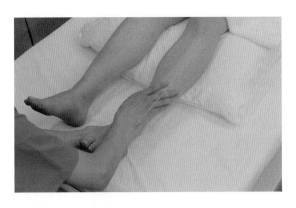

04 足先から膝に向かって，足部と下腿を包み込むように手掌でさする。
下腿をさする場合は，もう片方の手で足関節を支える。写真は左手で足関節を支えて，右手で下腿をさすっている。

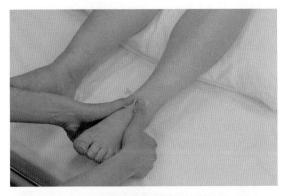

05 足背側の足関節を両母指で円を描くようにさする。

POINT ▶ 円を描く方向は外側，内側どちらでもよい。

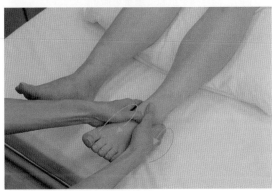

06 内踝とアキレス腱，外踝とアキレス腱の間を末梢から中枢に向けて，示指〜小指の4本指でさする。

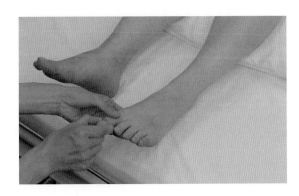

07 井穴を母指と示指でつまむように挟んで押し，もむ。

POINT ▶ 爪の生え際を1本ずつ順序立ててつまむように挟んで押し，もんでいくと5つの井穴を余すことなくマッサージすることができる。
足趾の拘縮や変形，陥入爪，爪周囲の炎症があると痛みを生じやすいため，代替の方法を検討する（➡ 次の08を多めに行うなど）。

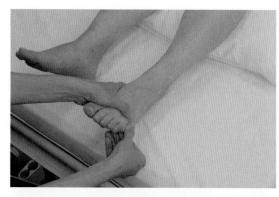

08 足趾を1本ずつ，指先から足関節を越えるところまで両母指でさする。

POINT 足背のむくみや足趾，足関節の関節拘縮の緩和をはかるためには，足関節を越えるところまでさするとよい。

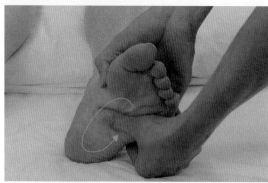

09 足底を全体的に母指でさする。

POINT さすりながら力加減，痛みの有無を確認し，痛みがあれば力を弱める。
硬さのあるところは軽めの圧を加えて，時間を多めにとって行うと気持ちよさが得られやすい。

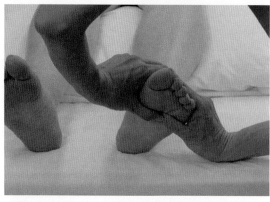

10 両母指を重ねて湧泉（ゆうせん）を押す。

POINT 押しながら力加減，痛みの有無を確認し，痛みがあれば，力を弱めるか，代替の方法を検討する（➡ 09 を多めに行うなど）。

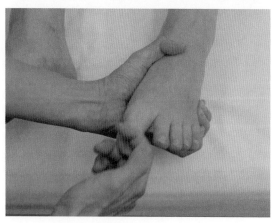

11 足趾を1本ずつ，軽く引っ張りながら振動を与える（揺らす）。

POINT 足趾の拘縮や変形，陥入爪や爪周囲の炎症があると，痛みを生じやすいため，代替の方法を検討する（➡ 次の 12, 13 を多めに行うなど）。

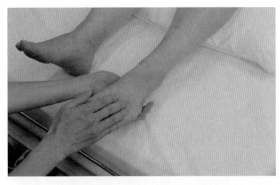

12 02 と同じ。足底をさする。

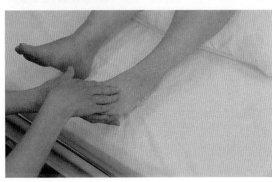

13 03 と同じ。足背をさする。

4 肩・背部や腰・殿部のナーシングマッサージ

1）ポイント・留意点

環境の整備

　肩・背部や腰・殿部のナーシングマッサージは手や足に比べて広範囲になります。肌の露出を少なくするため，バスタオルを掛けるなど配慮します。また，手や足と同様，室温を調整する，バスタオル以外に掛け物を使用する，看護職の手を温めるなど対象者の保温に留意します。

対象者の姿勢と看護職の位置

　腹臥位や側臥位，半腹臥位でナーシングマッサージを行う場合は，対象者をベッドの手前側に寄せて，対象者の肩・背部，腰・殿部と看護職の手が近い距離になるようにします。加えて，対象者が楽に息ができ，総じて楽と感じられるよう，腹臥位では足関節の下側に折りたたんだバスタオルを入れる，側臥位や半腹臥位では手でクッションを抱えてもらい，両膝の間にクッションを入れる，座位では対象者の前方にテーブルを置いてもたれるようにする，膝の上にクッションを置いて抱えてもらうといった体位調整をします。

ナーシングマッサージのコツ

　肩・背部，腰・殿部に適度な圧を加えるためには，身体のカーブに合わせて手掌を密着させます。胸椎は後弯，腰椎は前弯，仙骨部は後弯といったように弯曲を描いているため，脊椎の上，脊椎の左右片側ずつをそれぞれ手掌でさする，押す，もむ際はこの弯曲を意識するとよいでしょう。

　ツボを押すときに垂直圧をかけやすくするためには，たとえば，腹臥位では床やベッド，側臥位や半腹臥位では対象者の前面（胸，腹側），座位は座面や床の方向を意識します。半腹臥位のほうが側臥位よりも腹臥位に近いため，垂直圧がかけやすくなります。また，側臥位に比べて半腹臥位は左右の肩・背部から腰・殿部の触れる範囲が広くなり，一度に広範囲に手技ができます。そのため，最初から半腹臥位で行うことで体位変換の回数が減り，対象者の負担を軽減できるでしょう。

　押す際は対象者の呼吸のリズムに合わせます（23頁参照）。特に肺がある背部を押す際は，対象者の呼吸を妨げないよう，このリズムを意識しましょう。

特に気をつけたい点

　褥瘡好発部位である肩甲骨や仙骨部周囲の手技には注意します。褥瘡発生部位はナーシングマッサージの禁忌であり，実施前の情報確認はもとより，実施直前の皮膚の観察も欠かせません。

2）方法

　次に示すナーシングマッサージは一例です。対象者の状況や環境によって，手順や手技内容は変わります。

◎ 肩から殿部のナーシングマッサージ：腹臥位　　　　動画6

実施のタイミング
- 体位変換や清拭時，不眠時など

目安となるマッサージの時間
- 10〜15分

マッサージ終了のタイミング
- 所定の時間，身体の緊張がゆるむなど

効果の判断
- 「身体がぽかぽかする」「眠くなる」「楽になった」「身体がこっているのがわかる」などと対象者が反応する

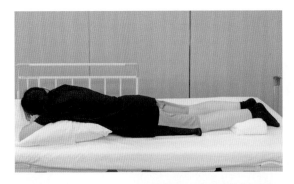

01 足関節の下側に折りたたんだバスタオルを入れ，実施中に腹臥位がつらくならないようにする。対象者が楽に息ができ，首がつらくならない高さに枕を調整する。対象者の着衣のしわを伸ばし，上半身から殿部にバスタオルを掛ける（ここでは背部から殿部までの位置がわかるようバスタオルを掛けていない）。

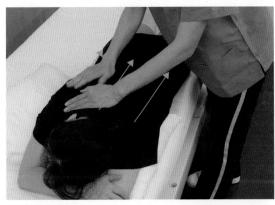

02 肩から殿部にかけて，脊椎の上と左右両側をそれぞれ手掌でさする。

> **POINT** バスタオルの上からさする際は，片方の手でバスタオルを押さえると，バスタオルのずれやしわがよることを防ぐことができる。

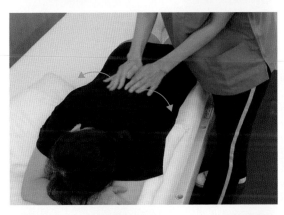

03 肩から殿部にかけて，脊椎上から左右の体側に向けて手掌でさする。

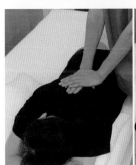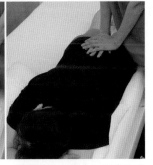

04 肩から殿部にかけて脊椎の上を，左右の手掌を重ねて押す。対象者の前面（胸，腹側）やベッドの方向を意識して押す。

> **POINT** 腰痛のある対象者は腰椎の弯曲が変化していることが多い。腰椎の前弯に合わせて強く押すと腰椎への物理的負担が増し，腰部の筋緊張を強めて痛みを誘発することがあるため，力加減に注意する。

胸椎の上を左右の手掌を重ねて押す

腰椎の上を左右の手掌を重ねて押す

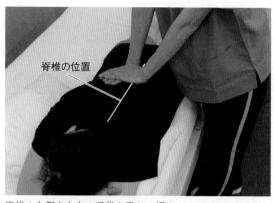

脊椎の位置

脊椎の右側を左右の手掌を重ねて押す

05 肩から殿部にかけて，脊椎の左右片側ずつ，左右の手掌を重ねて押す。対象者の前面（胸，腹側）やベッドの方向を意識して押す。

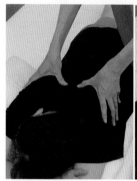 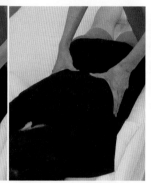

胸椎の左右両側を両母指で押す

腰椎の左右両側を両母指で押す

06 肩から殿部にかけて，脊椎の左右両側を両母指で押す。対象者の前面（胸，腹側）やベッドの方向を意識して押す。

POINT 母指で押す際は指先を立てず，押す面に添わせる。指先を立てて押すと，圧が集中し，強い圧になりやすい。

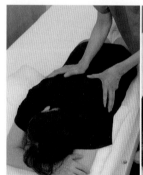 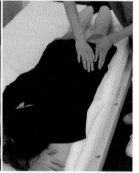

胸椎の右側を手掌でもむ

仙椎の左右両側，および殿部全体を手根部でもむ

07 肩から殿部にかけて脊椎の両側を片側ずつ，手掌，または手根部（手掌のつけ根）でもむ。

POINT 筋肉の硬さやこりが強いところ，腰・殿部といった筋肉の厚みがあるところは手根部でもむと気持ちよさが得られやすい。

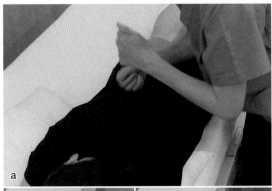

08 肩から殿部にかけて，（a）軽く握ったこぶしの尺側面（小指側）で左右交互に叩く，（b）開いた手の尺側面で左右交互に叩く，（c）左右の手掌を，空気を含ませるように合わせ，空気を抜くように叩く。

POINT ▶ a〜c の順序や，どれを選ぶかに関して明確な根拠はなく，対象者や場面に応じて使い分ける。
叩く振動が身体的なつらさを誘発する場合がある。たとえば，痛みのある対象者にはさらなる痛みを，るい痩や著明な筋萎縮のある対象者には不快感を誘発することがある。そのため，代替の方法を検討する（➡次の 09, 10 を多く行うなど）。
脊椎や肩甲骨，仙骨部といった，皮下に骨が触れる部位は避ける。特に高齢者や骨の脆さのある対象者には叩く力を軽めにする。

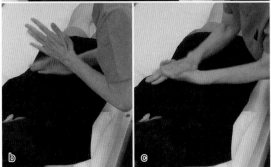

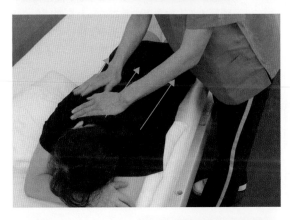

09 02 と同じ。肩から殿部にかけて，脊椎の上と左右両側をそれぞれ手掌でさする。

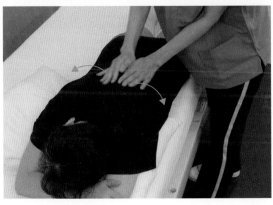

10 03 と同じ。肩から殿部にかけて，脊椎の上から左右の体側に向けて手掌でさする。

動画 7

肩から殿部のナーシングマッサージ：側臥位

動画 7

実施のタイミング

- 体位変換や清拭時，不眠時など

目安となるマッサージの時間

- 10〜15 分

マッサージ終了のタイミング

- 所定の時間，身体の緊張がゆるむなど

効果の判断

- 「身体がぽかぽかする」「眠くなる」「楽になった」「身体がこっているのがわかる」などと対象者が反応する

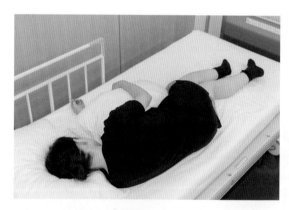

01 手でクッションを抱えてもらい，対象者が楽に息ができ，首がつらくならない高さに枕を調整する。対象者の着衣のしわを伸ばし，上半身から殿部にバスタオルを掛ける（ここでは背部から殿部までの位置がわかるようバスタオルを掛けていない）。

POINT 対象者の状況に応じて膝の間にクッションを入れると側臥位が安定しやすくなる。

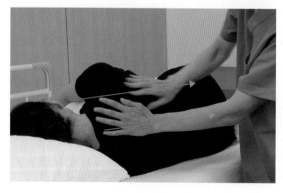

02 肩から殿部にかけて，脊椎の上と左右両側をそれぞれ手掌でさする。

POINT バスタオルの上からさする際は，片方の手でバスタオルを押さえると，バスタオルのずれやしわがよることを防ぐことができる。

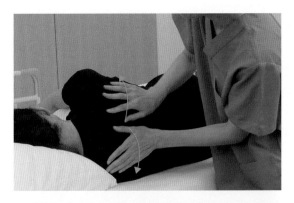

03 肩から殿部にかけて，脊椎の上から左右の体側に向けて手掌でさする。

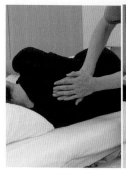

胸椎の上を左右の手掌を重ねて押す　　腰椎の上を左右の手掌を重ねて押す

04 肩から殿部にかけて脊椎の上を，左右の手掌を重ねて押す。対象者の前面（胸，腹側）の方向を意識して押す。

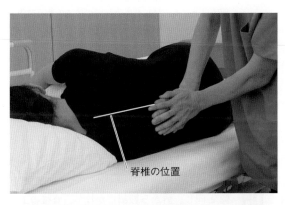

脊椎の位置

05 肩から殿部にかけて，脊椎の左右片側ずつ，左右の手掌を重ねて押す。対象者の前面（胸，腹側）の方向を意識して押す。

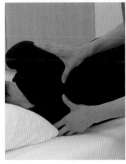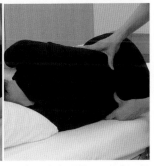

胸椎の左右両側を両母指で押す　　腰椎の左右両側を両母指で押す

06 肩から殿部にかけて，脊椎の左右両側を両母指で押す。対象者の前面（胸，腹側）の方向を意識して押す。

POINT　母指で押す際は指先を立てず，押す面に添わせる。指先を立てて押すと，圧が集中し，強い圧になりやすい。

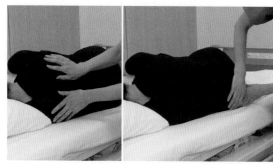

脊椎の右側を右の手掌　　右の手根部で殿部左側をもむ
でもむ

07 肩から殿部にかけて脊椎の両側を片側ずつ，手掌，または手根部（手掌のつけ根）でもむ。

POINT▶ 筋肉の硬さやこりが強いところ，腰・殿部といった筋肉の厚みがあるところは手根部でもむと気持ちよさが得られやすい。

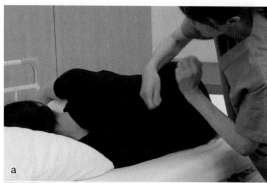

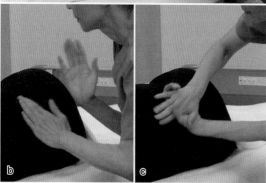

08 肩から殿部にかけて，（a）軽く握ったこぶしの尺側面（小指側）で左右交互に叩く，（b）開いた手の尺側面で左右交互に叩く，（c）左右の手掌を，空気を含ませるように合わせ，空気を抜くように叩く。

POINT▶ 叩く振動が身体的なつらさを誘発する場合がある。たとえば，痛みのある対象者はさらなる痛みを，るい痩や著明な筋萎縮のある対象者には不快感を誘発することがある。そのため，代替の方法を検討する（➡次の 09, 10 を多く行うなど）。
脊椎や肩甲骨，仙骨部といった，皮下に骨が触れる部位は避ける。特に高齢者や骨の脆さのある対象者には，叩く力を軽めにする。

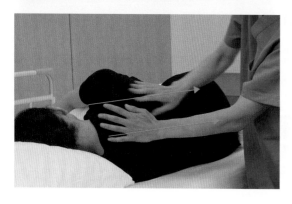

09 02 と同じ。肩から殿部にかけて，脊椎の上と左右両側をそれぞれ手掌でさする。

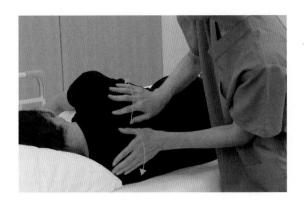

10 03 と同じ。肩から殿部にかけて，脊椎の上から左右の体側に向けて手掌でさする。

肩・背部のナーシングマッサージ：座位

動画8

動画8

活用するツボの例
- 肩井（けんせい）
- 第7頸椎と肩峰を結んだ線の中央には，肩井（けんせい）というツボがあります（図3-5）。

実施のタイミング
- 会話時，検査待ち時間，洗髪後，不眠時など

目安となるマッサージの時間
- 10分

マッサージ終了のタイミング
- 所定の時間，肩・背部の緊張がゆるむなど

効果の判断
- 「肩が軽くなった」「肩や背中の痛みが楽になった」などと対象者が反応する

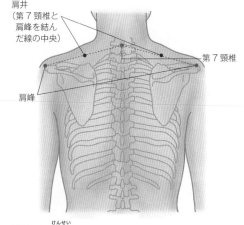

肩井
（第7頸椎と肩峰を結んだ線の中央）

第7頸椎

肩峰

図3-5　肩井（けんせい）

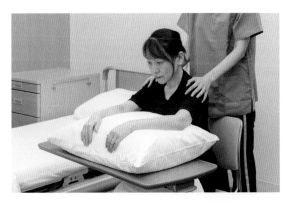

01 膝やテーブルの上にクッションを置いて抱えてもらうなど，対象者が楽と感じられる体位に調整する。

POINT　座位保持が困難な対象者の場合，背もたれのある椅子や車椅子を使う。

対象者の上半身が前方に傾かないよう，対象者の前方にテーブルを置き，もたれるようにする。

座位保持が可能な対象者が肘掛けのない，背もたれが肩甲骨下縁より高い椅子に座る場合，背もたれを左右どちらかに置いて座ってもらうと背部のマッサージを行いやすくなる。

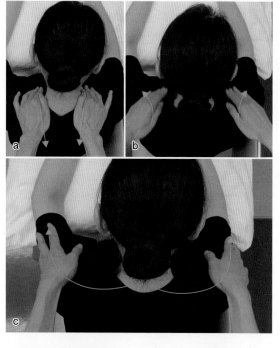

02 （a）肩から肩甲間部にかけて，（b）肩から前胸部にかけて，（c）肩から上腕にかけてさする。

POINT▶ a〜cの順序やどれを選ぶかに関して明確な根拠はなく，次の点に配慮することで対象者や場面に応じた使い分けができる。
bの肩から前胸部にかけてさする際は対象者に不快感を与えないよう，特に女性の場合は乳房に手がかからないようにする。
中心静脈栄養カテーテルなどを頸部や鎖骨下に挿入している対象者にはbの実施は避け，カテーテルに注意しながらa，cを行う。

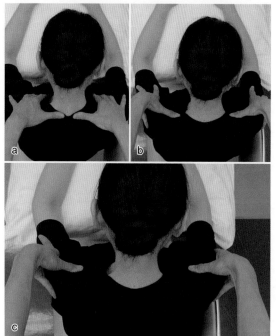

03 （a）第7頸椎外側 ➡ （b）肩井（けんせい） ➡ （c）肩井（けんせい）と肩峰の間の順に，左右同時に両母指で押す。対象者の座面や床の方向を意識して押す。

POINT▶ 第7頸椎外側から肩峰を線でつなぎ，あらかじめa〜cの位置を確認しておくとよい。

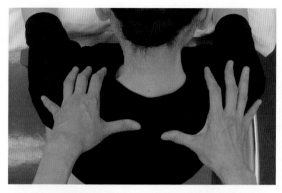

04 左右の第7頸椎外側から肩甲骨下縁までの間，胸椎の際に沿って肩甲間部を左右交互に母指で押す。対象者の前面（胸側）方向を意識して押す。

POINT 背もたれのある椅子の場合，背もたれを左右どちらかに置いて座ってもらうと，肩甲骨下縁まで押すことができる（写真参照）。
左右交互に母指で押すと，左右同時に押すよりも圧が分散される。これにより，対象者の上半身が前方に傾くことを防ぐことができる。

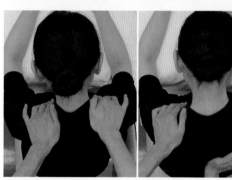

肩を手掌でもむ　　　　肩甲間部を手根部でもむ

05 肩や肩甲間部を手掌や手根部（手掌のつけ根）でもむ。

POINT 肩井や筋肉の硬さ，こりが強いところは手根部でもむと気持ちよさが得られやすい。

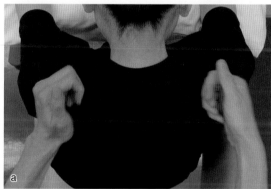

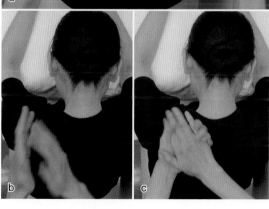

06 肩や肩甲間部を（a）軽く握ったこぶしの尺側面（小指側）で左右交互に叩く，（b）開いた手の尺側面（小指側）で左右交互に叩く，（c）左右の手掌を，空気を含ませるように合わせ，空気を抜くように叩く。

POINT a～c の順序やどれを選ぶかに関して明確な根拠はなく，次の点に配慮することで対象者や場面に応じた使い分けができる。
叩く振動が対象者に身体的なつらさを誘発する場合がある。たとえば，痛みのある対象者にはさらなる痛みを，るい痩や著明な筋萎縮のある対象者には不快感を誘発することがある。そのため，代替の方法を検討する（➡次の 07 を多く行うなど）。
脊椎や肩甲骨といった，皮下に骨が触れる部位は避ける。特に高齢者や骨の脆さのある人には，叩く力を軽めにする。

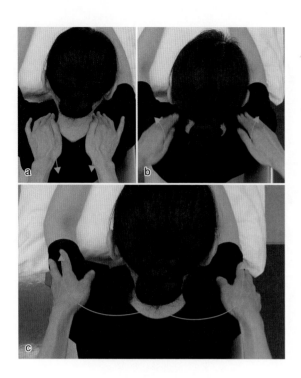

07 02と同じ。（a）肩から肩甲間部にかけて，（b）肩から前胸部にかけて，（c）肩から上腕にかけてさする。

📖 **参考文献**

- 福田彩子：ナーシングマッサージに指圧・マッサージの手技を活用する．小板橋喜久代ほか（編）：ナーシングマッサージ入門　日々のケアにプラスして患者の安楽性を促す，pp18-32，日本看護協会出版会，2016

触れるケアとしての
さする手技―軽擦法

　手掌を対象者の身体に密着させて，軽く圧をかけながらゆっくりさする手技である軽擦法は，動作を介助した際に静かに背中をさする，手足を観察しながらさするなど，看護における手当てに相当します。軽擦法は，ピンポイントでツボをとらえて圧を加える圧迫法や揉捻法より安全に行うことができるため，日頃の看護・介護場面で活用しやすく，安楽性の向上が期待できる手技です。ここでは，その活用例を紹介します。

1 生活援助場面での軽擦法

　対象者の手先や足に触れたときに冷たいと感じたらさすって温める，腰背部がつらいと対象者が訴えたときにさすって痛みを緩和するなど，軽擦法は症状を観察しながら心地よいケアへとつなげることができます。わずかな時間であっても，適宜取り入れてみましょう。

場面1：清拭時

　背部に温タオルを当てたときや，清拭を終えて寝衣を整えるときなどに，背中や腰をさすります。特に，背中には**身柱**，**心兪**（図3-19, 87頁参照）という，自律神経活動を調整し，心身の安寧をもたらすツボがあります。背中をさすっているとき，知らず知らずのうちに，これらのツボを刺激していることになります。そこでツボと軽擦法の「基本のき」（24頁参照）を意識しながら，患者の背中をさすってみます。数回でも行うと，温タオルを当てるだけよりも，患者は心地よさを感じるでしょう。心地よさからさまざまな話をしてくれるかもしれません。

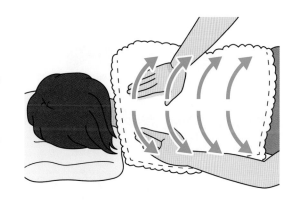

場面2：体位変換時

　側臥位に体位変換して安楽枕を当てる前に，「つらいところはないですか？」と言葉かけしながら，背中や下肢をさすってみましょう。患者は，臥床状態が続くことによる腰背部痛を訴えることがあります。その訴えを実際に触れることで確認でき，安楽な体位に整えるとともにさすることで腰背部の緊張をほぐすことができるでしょう。

　また，起座位への介助時にも，ベッドをギャッチアップして姿勢を整える際に背中や下肢をさする，端座位にしたあとに「めまいはないですか？」と声かけながら背中をさするなど，軽擦法を取り入れられます。数回さするだけでも，臥床での身体の疲労を和らげることができるでしょう。

場面3：移動の介助時や検査の付き添い時

　車椅子での移動中，エレベーターの待ち時間に背中や肩をさするなど，移動の介助時にも軽擦法を取り入れることができます。また，検査の付き添い時に，待合室のソファに座って手をさすりながら話をすると，検査に臨む緊張感や不安を共感・共有しながら心身の緊張をほぐすことができるでしょう。

場面4：治療・処置による体動制限時

　点滴中は身動きが制限されているため，心身にストレスがかかっています。「お疲れさまです。これで点滴は終わりです（次の点滴に交換しますね）」と労いの気持ちを伝えながら，点滴刺入部を観察し，刺入部周囲を避けて肩や手などをさすってみましょう。

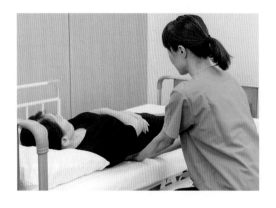

　仰臥位姿勢で過ごすことが多い患者であっても，手や足をさすることは容易にできますし，背部や肩・前胸部も仰臥位のままさすることができます。背部は手掌を身体の下に差し込むだけで身体の重みが垂直圧となり，さする動きを行わなくても，手掌の位置を変えるだけでほどよく心地よい刺激になります。要望に応じてゆっくり手掌を動かします。肩のこりは前胸部の筋緊張にもつながっているため，患者の肩から前胸部をさすると，肩のこりも緩和できます。

場面 5 : 妊産婦に対して

　治療のための安静が必要になった妊産婦の腰痛に対し，腰背部をさすることは安全なケアです。特に妊婦には押したりもんだりすべきでないツボがあるため，さするのが最善です。

　また，沐浴指導を受けたあとや授乳後などに，肩や背中をさすってみます。慣れない育児，抱っこ姿勢による肩や背中のこりを緩和できるしょう。

　触れるケアを通して，出産や育児への思いや不安を話す機会にもなります。

2　コミュニケーションとしての軽擦法

　コミュニケーションが難しい対象者も少なくありません。たとえば，普段から言葉数が少ない寡黙な人，おしゃべりをしてくれるけれど本音を言わない人，不安や心配を表に出さない人など，さまざまな対象者がいます。そういう対象者は，声かけだけではなかなか本当の思いや気持ちを語ってくれません。そのような場面にこそ，さりげなく身体に触れてみて，寄り添う時間をとることで，コミュニケーションが深められると思われます。

　ここでは，特にコミュニケーションがとりづらい状況における軽擦法の活用を紹介します。

1）意気消沈しているとき/精神的に不安定なとき

　何でも話せる間柄になるには，かかわりの積み重ねが必要であり，看護計画には「思いを聴く，傾聴する」と立案されていることが多々あります。看護師は患者の気持ちを引き出したいと思いつつ，どのように言葉かけしようかと戸惑います。一方，患者は「不安なことはないですか？」と問われても，本音を話すかどうか迷うこともあれば，話す気になれないこともあり，誰もがいつでも思いを話してくれるわけではありません。

　これまでの看護経験のなかで，足浴を行っていたら退院後の生活への思いを話し始めた，睡眠薬を持参したときにちょっと手足をさすったら不安な気持ちを話されたなど，看護を行うなかで患者の気持ちを引き出せたことがあるでしょう。これは，触れることで寄り添う気持ちが伝わり，患者が心を開いたものと思われます。患者が思いを話している間も，背中や手をやさしくさすり続けます。

　言葉かけに加え，手や背中などをやさしくさすることで，患者の心をほぐし，気持ちを表出させるきっかけとなると考えられます。つまり，軽擦法は，寄り添う気持ちを言葉と手で伝え，信頼関係を構築する一助になるのです。

2）言動が落ち着かないとき，徘徊の頻度が増えているとき

　認知症によって言葉だけでのやりとりが非常に難しい場合，軽擦法の活用で，言動を落ち着かせることができる可能性があります。ただし，急に触れると，びっくりさせてしまうだけでなく，「怖い！」と思わせてしまい，その後の対応に苦慮することになりかねません。また，触れられることが苦手な人もいます。まずは，静かに寄り添うスタンスで始める必要があります。

　歩き回る場合には，患者の一歩後ろの位置を歩き，そばにいても大丈夫な状況になったところで，一緒に落ち着く場所をみつけます。そして，座りながらそっと手や背中に触れたときに，不快な表情や反応を示さなかったら，ゆっくり軽擦法を行います。身柱や心兪（87頁，図3-19参照）を意識して背中をさすり，「ここには気持ちが落ち着くツボがあるんですよ」と言葉を交わしながら行ってみましょう。患者の言動には必ず理由があります。傾聴の姿勢を第一に，さすりながら，患者が話し始めるのを待つことが大切です。

　夜間不眠によって不穏状態になっている場合もあります。まずはそばに寄り添ったあと，気持ちを落ち着かせるケアの1つとして軽擦法を取り入れてみましょう。

3）意識障害があるとき

　意識障害がある場合，触れるケアとしての軽擦法であれば，看護の一環として取り入れることが可能になります。また，苦痛を言葉で訴えられないからこそ，寄り添い，触れることによるコミュニケーションが大切になります。

　意識がなくても，言葉かけとともに，やさしく触れ，ゆっくりさすります。患者のつらそうな表情が和らぐ，身体の緊張がほぐれるなど，反応を確認しながら行います。逆に，表情や身体がこわばるといった反応があった場合にはただちに中止します。

　実施にあたっては，言語で反応が確認できないところを，看護職の技術，観察力，感覚で補わなければなりません。まず，日頃から軽擦法を実践し，どのような加減で行えば心地よい刺激となるか，力加減を身につけることが必要です。そして，看護職の手の感覚で患者の身体のこわばりや緊張状態の変化を感じるとともに，表情や身体の動きから「快・不快」の反応を推察できるようなアセスメント力を身につけることが大切です。

📖 **参考文献**

- 武田美津代：わずかな時間でも心身を癒やす．小板橋喜久代ほか（編）：ナーシングマッサージ入門 日々のケアにプラスして患者の安楽性を促す，pp122-126，日本看護協会出版会，2016
- 中山久美子：認知症のある人のケア．小板橋喜久代ほか（編）：ナーシングマッサージ入門 日々のケアにプラスして患者の安楽性を促す，pp111-113，日本看護協会出版会，2016

よく出会う症状やつらさへの ナーシングマッサージ

A 「便秘でおなかが張る」との訴えに対して

　病院や介護施設にいる対象者や在宅療養中の対象者の間で，最もよくある訴えは便秘ではないでしょうか。便秘とは，排便回数が減少したり，排便量が減ったりして，腸内に便がとどまっている状態で，そのために，便が硬くなり，排便が困難となり，残便感や腹部膨満感，腹痛，悪心などの不快症状が起こりやすくなったりします。

　看護・介護の対象者では，入院中や在宅療養中で食事量や身体運動が少なくなることや，排便に適する姿勢がとれないことなどが便秘の原因となります。年代を問わず便秘は起こりますが，特に高齢者では，食物繊維摂取量の減少，整腸作用のある善玉菌といわれる腸内細菌の減少[1]，腹圧（怒責力）や直腸感覚低下により便秘が起こりやすくなっています[2]。また妊娠中や産後の女性では，ホルモンバランスの変調などにより便秘を起こしやすくなります。

　便秘の治療法は食事療法や薬物療法があり，自然な排便リズムと残便感のない状態に近づけるようにすることが大切です。『慢性便秘症診療ガイドライン』では，腹壁マッサージについては推奨度2，エビデンスレベルCとされ，1日15分，週5回の腹壁マッサージが有効とし，副作用がないため勧められる治療法としています[3]。

　ナーシングマッサージでは腹壁のマッサージと合わせてツボを活用します。この物理的刺激は自律神経に作用し，腸蠕動を促し消化機能を高め，不快症状の緩和につながります。便秘の治療中も実施でき，腹部刺激ができない場合には，上肢や下肢などをマッサージすることで経絡を通じて消化機能にやさしく作用をもたらし便秘を改善することもできます。

1）ポイント・留意点

便秘に効果的なツボ
- 腹部では**関元**，**天枢**，**便秘点**（図3-6）などがあります。
- 下腹部の臍下丹田（さいかたんでん，とも読む）のある位置は温めると腸蠕動の促進や周辺のツボを刺激することにつながります。
- 腰背部では**腎兪**，**志室**，**大腸兪**（図3-7）が代表的です。
- 手では**合谷**，**第2二間**，**井穴**（手）（図3-8）が，足では**足三里**（図3-9）などがあり

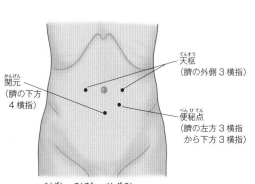

図3-6　**関元，天枢，便秘点**

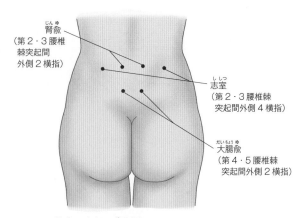

図3-7　**腎兪，志室，大腸兪**

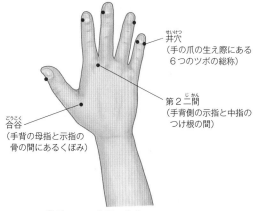

図3-8　**合谷，第2二間，井穴**

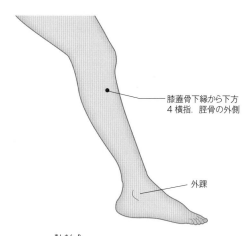

図3-9　**足三里**

ます。

実施のタイミング

- 温タオルなどで腹部を温めると効果的であることから，温タオルを使った清潔ケアのあとがおすすめです。
- 点滴終了後など処置や，モーニングケア，食後などの日常生活援助で訪室した際にも行うことができます。

配慮すること

- 腹部のマッサージでは，対象者の呼吸に注意します。対象者に息をゆっくり吐いてもらい，それに合わせて圧を加えます。
- 腹部のマッサージでは，安全性を考え，最初はさする圧を軽くし，時間を短くします。

- 呼気時に圧を加えます。吸気時に圧を加えてしまうと,対象者は安楽を感じにくくなります。
- 器質性狭窄由来の便秘症や腹部を触るのが心配な場合は,腰背部をさする手技や手足のツボへの刺激などに変更するとよいでしょう。
- 腹部を強く押すと痛いことがあります。押す際には複数の手指(示指〜小指)を用いて,力を分散すると痛みを引き起こしにくくなります。
- 途中で便意を感じた際は中断し,トイレに行っていただき,排便の有無と残便感を確認し,その後も続けるか対象者に確認します。不要であれば腹部をさする手技を実施して終了とします。
- 妊娠後期の妊婦では,仰臥位ではなくシムス位にし,腹部ではなく腰背部にマッサージを行います。

目安となるマッサージの時間
- 最初は腹部をさするなど1回1〜3分間,状況に応じて3〜5分間を1日に数回程度

マッサージ終了のタイミング
- 時間や反応を見て,少し物足りない程度で終わりましょう。

効果の判断
- 便意や腸蠕動の感覚(聴診器による聴取もあり),排便の状況

2)方法

 腹部のナーシングマッサージ:仰臥位　動画9

動画9

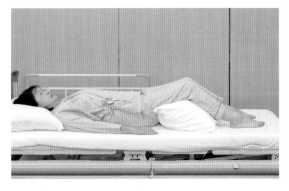

01 膝を立てて腹壁の緊張をゆるめる。

POINT ▶ 腹部が張ってつらい場合には膝下にクッションを入れるとよい。

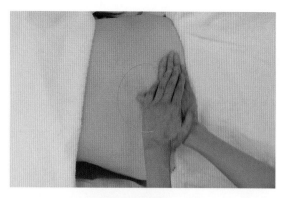

02 対象者の腹部の上で，実施者の両手を重ね合わせる。臍を中心に時計回りに，ゆっくりと腹部全体をさする（ここでは位置がわかるように腹部を露出させている）。

POINT▶ 腹部膨満感や腹部の硬さなどを観察する。

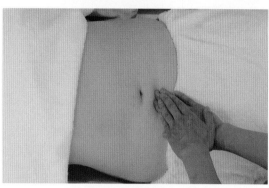

03 両手を重ね，両手の示指～小指の指先を**関元^{かんげん}**に当て，対象者の呼気に合わせてゆっくり押し，吸気に合わせて力をゆるめる。

POINT▶ 腹部のツボを押すときに痛みを感じる対象者もいる。対象者の表情の変化を観察し，力加減に注意する。

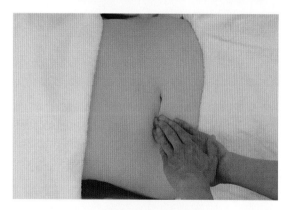

04 両手の示指～小指の指先を右側の**天枢^{てんすう}**に当て，対象者の呼気に合わせてゆっくり押し，吸気に合わせて力をゆるめる。

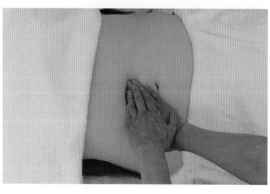

05 両手の示指～小指の指先を臍の上部に当て，対象者の呼気に合わせてゆっくり押し，吸気に合わせて力をゆるめる。

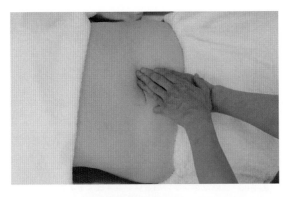

06 両手の示指～小指の指先を左側の**天枢**に当て，対象者の呼気に合わせてゆっくり押し，吸気に合わせて力をゆるめる。

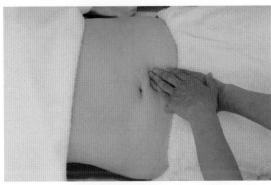

07 母指を**便秘点**に当て，対象者の呼気に合わせてゆっくり押し，吸気に合わせて力をゆるめる。

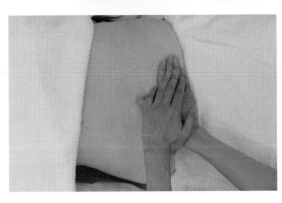

08 02 と同じ。実施者の両手を重ね合わせ，臍を中心に時計回りにゆっくりと腹部全体をさする。

POINT　マッサージのあと，腹部の症状（痛みやゴロゴロとした感じ）や悪心などが起こっていないかを，対象者に尋ねる。

動画10

腰背部のナーシングマッサージ：腹臥位もしくはシムス位　　　　動画10

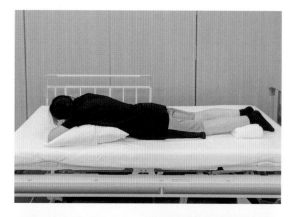

01 腹臥位になってもらい，クッションなどで安楽な姿勢を整える。

POINT 腹臥位がつらい場合はシムス位でもよい。

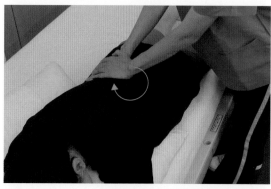

02 腰全体を円を描くようにさする。

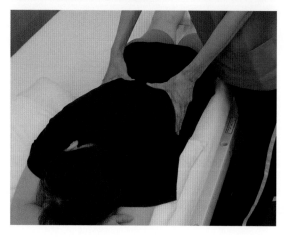

03 腎俞 → 志室 → 大腸俞を意識して両母指で押す。

POINT 腎俞，志室，大腸俞のツボとその周囲を押さえながら，対象者が一番気持ちがいいと感じる場所を押す。

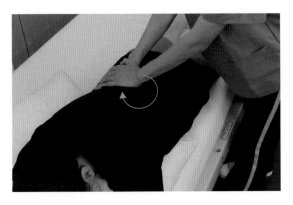

04 02と同じ。腰部をさする。

 手のナーシングマッサージ：座位　　　　　　　　動画11

動画11

- 便秘の改善や排便の促進のほか気持ちを落ちつかせたり，活力を調整するなどの効果があります。
- 対象者が仰臥位でも実施できます。クッションやバスタオルなどを使い，対象者が安楽に受けられるよう工夫します。
- セルフケアとしても使える手技であるため，説明しながら行うとよいでしょう。

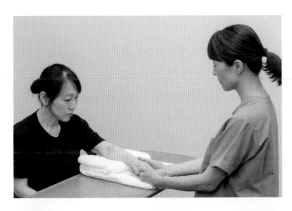

01 対象者の正面に位置し，対象者の肘をテーブルなどに置き，手を安定させる。

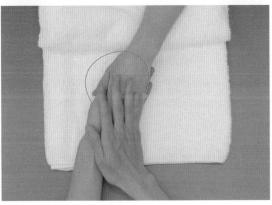

02 両手で対象者の手を挟み，手背をさする。

POINT 手掌全体を温めるように行う。

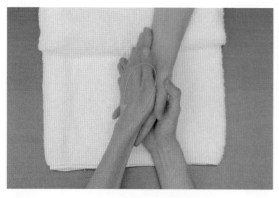

03 手掌をさする。

POINT ▶ 手掌を広げるように円を描くようにさする。

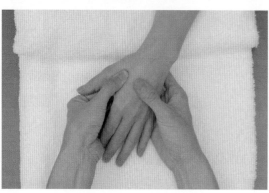

04 対象者の手背を上面にして，下から片手で手関節から手掌を支える。母指と示指で**合谷**をはさむように押す。

POINT ▶ **合谷**を目安に，対象者が一番気持ちがいいと感じる場所を押す。

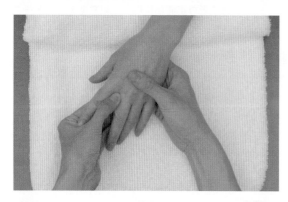

05 母指と示指を**第 2 二間**に移動し，**第 2 二間**をはさむように押す。

POINT ▶ **第 2 二間**を目安に，対象者が一番気持ちがいいと感じる場所を押す。

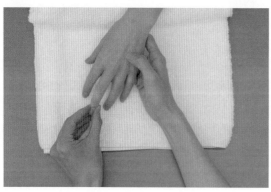

06 母指と示指で 1 本ずつ指のつけ根から指先に向けて押していき，最後に**井穴**を挟み，押す。

POINT ▶ **井穴**を数回繰り返し押す，またはもむ。

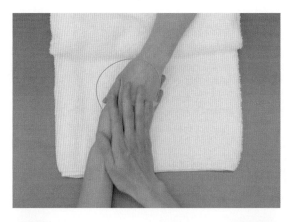

07 02 と同じ。手背をさする。

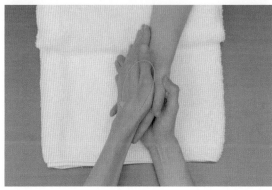

08 03 と同じ。手掌をさする。

 下肢のナーシングマッサージ：仰臥位 　動画12

動画12

- 座位でも実施できます。
- 足浴後に行うと効果的です。

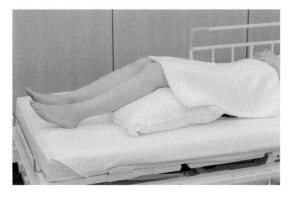

01 膝を伸ばす姿勢がつらい場合はクッションなどを膝の下に入れる。

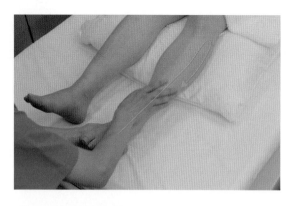

02 足関節から膝に向かってさする。

POINT 直接肌に触れるため，実施者の手掌全体を温め，対象者の足を温めるようにさする。服やタオルの上から行ってもよい。
下腿をさする場合は，もう片方の手で足関節を支える。ふくらはぎをさするときは足関節を上げてさする。

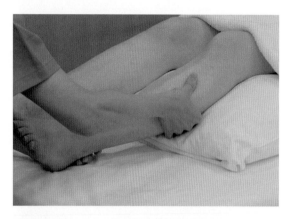

03 足三里を母指で押す。

POINT 足三里を目安に対象者が一番気持ちがいいと感じる場所を押す。高齢者や痩せている対象者では押す力を加減する。

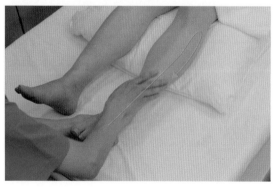

04 02 と同じ。足関節から膝に向かってさする。

●COLUMN　**便秘による腹部の張り感や痛みの見方**

　排便を促すべく腸蠕動の方向に沿って，臍の下 ➡ 右下腹部 ➡ 臍の上 ➡ 左下腹部，と腹部を時計回りにゆっくりさする，いわゆる「の」の字マッサージがあります。このマッサージで最初に触れる部分，臍の下あたりは東洋医学では臍下丹田と称され，気が集まるところといわれています。

　気は生命の源であるエネルギーとされていますが，なんらかの原因で気の流れが滞るとその部位が張って痛くなる，痛みが強くなったり弱くなったりと痛みに波がある，

という症状がみられます。たとえば便秘でお腹が張る，腸蠕動によってお腹の痛みに波があるなどです。このような便秘による張り感や痛みは，東洋医学では気の滞り（気滞）（きたい）によるものとされており，臍下丹田を温めたり，臍下丹田にあるツボの**関元**（かんげん）を刺激したりして症状を和らげます。

便秘による腹部の張り感や痛みに対しては，便秘改善に効果的な**天枢**（てんすう）や**便秘点**（べんぴてん）のツボの指圧マッサージに加え，臍下丹田を温めることや，**関元**（かんげん）を意識した指圧マッサージも取り入れるとよいでしょう。

📖 引用文献

1）辻　浩和：腸内細菌と健康寿命．未病と抗老化 31：65-69，2022
2）味村俊樹：なぜ高齢者に排便障害は起こりやすいのか．WOC Nursing 8（1）：7-15，2020
3）日本消化器病学会関連研究会　慢性便秘の診断・治療研究会（編）：慢性便秘症診療ガイドライン 2017，CQ5-01 慢性便秘症に生活習慣の改善は有効か，pp60-61，南江堂，2017

📖 参考文献

• 西村かおる：高齢者の便秘・便失禁のケア．WOC Nursing 8（1）：60-66，2020
• 寺澤捷年，津田昌樹（編）：症状別・状態別指圧マッサージの実際──便秘．JJN ブックス　絵でみる指圧マッサージ，pp81-83，医学書院，2002
• 水上　健：診療現場で気になるギモンにエキスパートが答えます：応用編　腹部マッサージを効果的に用いるにはどうしたらよいですか．中島　淳（編）：なぜ？どうする？がわかる！便秘症の診かたと治しかた，pp96-98，南江堂，2019
• 兼宗美幸：排泄を調える──基礎技術編．小板橋喜久代ほか（編）：ナーシングマッサージ入門　日々のケアにプラスして患者の安楽性を促す，pp55-58，日本看護協会出版会，2016

B 「身体がだるい」との訴えに対して

対象者の「だるい」という訴えには，身体的な要因と精神的な要因のどちらも含まれます。入院中や在宅療養中の対象者は，慣れない環境にいる，長時間同じ姿勢でいる，自由に身動きできないなどの状態によって筋肉疲労やストレスを感じやすく，血液やリンパ液などの体液の循環が滞り，だるさにつながります。また，妊産婦は，ホルモンバランスの変化や分娩による筋肉疲労，慣れない育児の姿勢などによりだるさを感じやすくなっています。

ナーシングマッサージを行うことで「だるさ」を感じる筋肉の張りをゆるめ，血液や体液の循環を促進します。また，触れられる刺激でリラックス状態になり，「快」の感情や安楽の反応を引き出します。なお，貧血や感染症，睡眠障害，がん治療，薬剤などの原因が明らかな「だるさ」の場合には，原因別に適切な治療を行います。

1）ポイント・留意点

「身体がだるい」ときに効果的なツボ
• 労宮（ろうきゅう）（図3-10），三陰交（さんいんこう）（図3-11），湧泉（ゆうせん）（図3-12）があります。

実施のタイミング
• 対象者がだるさを訴えているとき
• 体位変換の際に，寝衣の上から
• 清拭の際に，押さえ拭きをするタオルの上から

配慮すること
• ゆっくりとした手技で行います。
• さする面積を広くします。さする効果を高めて安楽促進とだるさ緩和をはかります。

目安となるマッサージの時間
• 体力が落ちて虚弱な状態になっている対象者には安全性を考えて短時間で終了します。
• 初回は1分程度，体力や状況に合わせて3〜5分程度を目安にします。

効果の判断
• だるさの軽減（例：「楽になった」など）
• 休息の状況（例：ウトウトしている様子がみられる，寝返りの回数が減ったなど）
• 表情が和らぐ（例：眉間のしわがとれる）

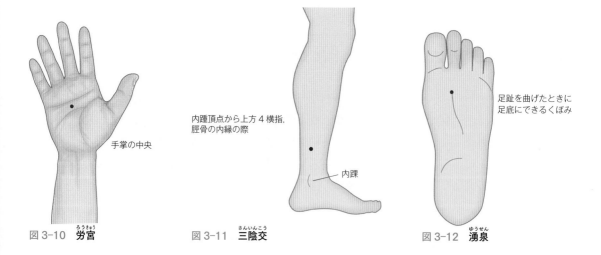

手掌の中央

内踝頂点から上方4横指，
脛骨の内縁の際

内踝

足趾を曲げたときに
足底にできるくぼみ

図3-10　労宮（ろうきゅう）　　　図3-11　三陰交（さんいんこう）　　　図3-12　湧泉（ゆうせん）

2）方法

背部から腰部のナーシングマッサージ：仰臥位/側臥位　動画13

動画13

・全身的なだるさを訴える場合は，まず背部から腰部にかけてさする手技を行います。

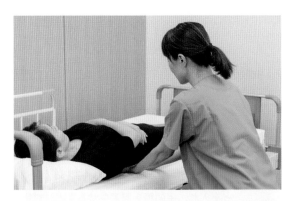

01 仰臥位の対象者の腰部に手掌を上面にして，手を差し入れる。

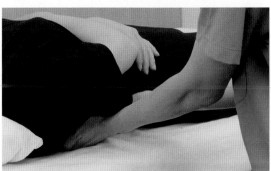

02 対象者の腰部に差し入れた手掌を当て，背中から腰部へとゆっくりさする。左右片側ずつ実施する。

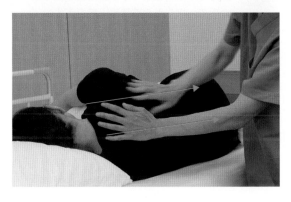

03 対象者が体位変換をできる場合は，側臥位にし，対象者の肩から腰殿部へとゆっくりさする。

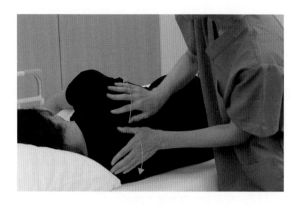

04 肩・背部から腰・殿部にかけて，脊椎から左右の体側に向けて，手掌でさする。

上肢のナーシングマッサージ：仰臥位

動画14

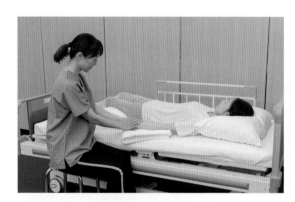

01 前腕から手関節の下に折りたたんだタオルなどを入れ，手関節を安定させるなど，対象者が楽と感じる上肢の位置を調整する。

POINT 上肢全体に手技を行うため，保温に留意して対象者の肩から手関節までをバスタオルまたは寝衣の袖で覆ってもよい。

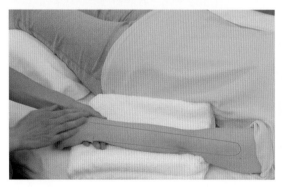

02 片方の手で対象者の手関節を支え，もう一方の手で，指先から前腕や上腕をさする。

POINT だるさに対しては触れる面積を広くし，手先から肩まで上肢全体をゆっくりさする。

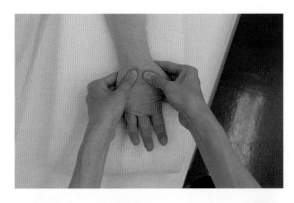

03 両手で対象者の手掌を広げ，手掌全体を母指で押す。

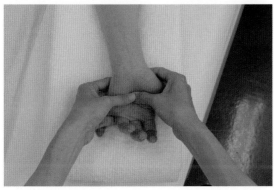

04 両母指を重ねて**労宮**を軽く押す。

POINT **労宮**を目安に，対象者が一番気持ちがいいと感じる場所を押す。

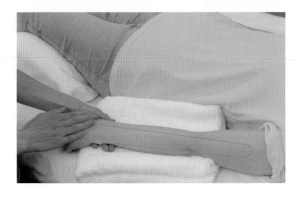

05 02 と同じ。対象者の上腕や前腕を，02 のときより少しゆっくりと，軽く圧をかけてさする。

動画 15

下肢のナーシングマッサージ：仰臥位

動画 15

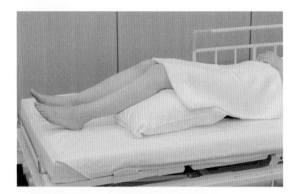

01 対象者の膝下に枕を入れるなど，対象者が楽と感じる足の位置を調整する。

> **POINT** 保温に留意し，膝から足関節までをバスタオルまたは寝衣で覆ってもよい。

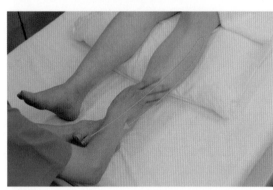

02 ゆっくりと足先から膝までをさする。

> **POINT** だるさに対しては触れる面積を広くし，足先から膝まで下腿全体をゆっくりさする。

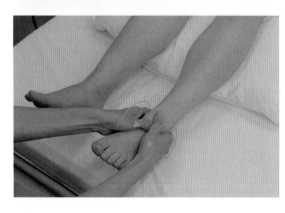

03 示指〜小指の4指で軽く圧をかけながら内踝，外踝の周囲を円を描くようにさする。

> **POINT** 円を描く方向は時計回り，反時計回り，どちらでもよい。

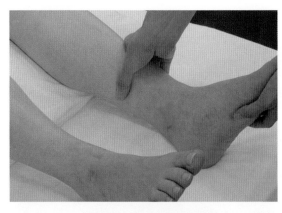

04 三陰交（さんいんこう）を母指で押す。

POINT 三陰交（さんいんこう）を目安に，対象者が一番気持ちがいいと感じる場所を押す。

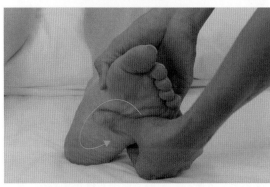

05 対象者の足部全体を両手で把持し，足底全体を母指でゆっくりさする。

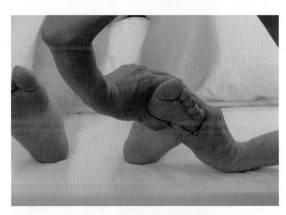

06 両母指を重ねて，湧泉（ゆうせん）を垂直に押す。

POINT 湧泉（ゆうせん）を目安に，対象者が一番気持ちがいいと感じる場所を押す。

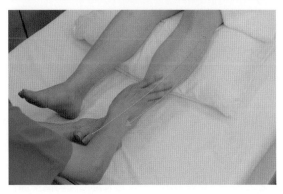

07 02と同じ。02のときより少しゆっくりと，軽く圧をかけてさする。

📖 **参考文献**

- 寺澤捷年，津田昌樹（編）：症状別・状態別指圧マッサージの実際―倦怠感．JJN ブックス　絵でみる指圧・マッサージ，pp78-80，医学書院，2002
- 寺澤捷年，津田昌樹（編）：セルフマッサージ―足腰の倦怠感．JJN ブックス　絵でみる指圧・マッサージ，pp132-135，医学書院，2002
- 木村伸子：疲労感や倦怠感があるとき―臨床への適用こんな場面で活用できる事例紹介．小板橋喜久代ほか（編）：ナーシングマッサージ入門　日々のケアにプラスして患者の安楽性を促す，pp83-86，日本看護協会出版会，2016
- 髙橋美知枝：副作用の症状コントロール⑦倦怠感．泌尿器ケア 15（11）：1238-1239，2010

C 「手足が冷える」との訴えに対して

　「手足が冷える」の訴えの要因には，入院による活動量や血液循環の低下が考えられます。また，交感神経と副交感神経のバランスが崩れると，体温調節がうまくできなくなり，冷えを感じることがあります。自律神経を乱す原因には，ストレスや寒暖差，ホルモンの乱れなどがあります。

　手足の冷えは，高齢者や妊産婦，入院中や自宅療養中の対象者にみられることは少なくありません。手足の冷えが継続すると，入眠しにくい，途中で目が覚める，活動しにくいなど，快適な生活を送りにくくなります。触れることを通して手足を温めることは生活全体の質を高めます。

　ナーシングマッサージとあわせて，対象者自身がマッサージやツボの圧迫をセルフケアに取り入れて毎日継続することで冷えの改善につながります。温罨法の併用も効果的です。

1）ポイント・留意点

冷えに効果的なツボ
- 手では**労宮**（図 3-13），**井穴**（図 3-14），足では**三陰交**（図 3-15），**井穴**（図 3-16），**湧泉**（図 3-17），があります。

実施のタイミング
- 清拭後やおむつ交換後に皮膚を保湿するとき
- ハンドクリームを塗るとき
- 就寝前などイブニングケアの一環として

配慮すること
- 安全に行うために初回は数分間にとどめ，対象者の訴えや反応に応じて時間や部位

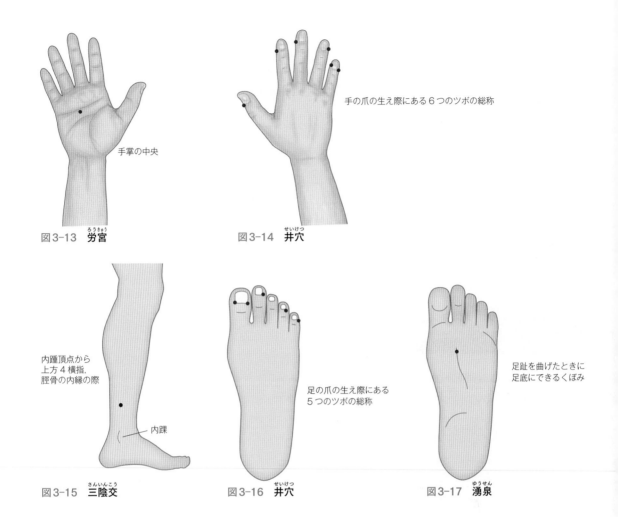

図3-13 労宮（ろうきゅう）　手掌の中央

図3-14 井穴（せいけつ）　手の爪の生え際にある6つのツボの総称

図3-15 三陰交（さんいんこう）　内踝頂点から上方4横指, 脛骨の内縁の際　内踝

図3-16 井穴（せいけつ）　足の爪の生え際にある5つのツボの総称

図3-17 湧泉（ゆうせん）　足趾を曲げたときに足底にできるくぼみ

を調整します。

- セルフケアに湯たんぽや携帯用カイロを使用する場合には低温やけどの予防が不可欠です。
- 末梢から中枢に向かって手を動かします。
- 血液やリンパ液の還流を促進します。
- 最後に両手をこすり合わせて温めることで保温と安楽促進をはかります。

目安となるマッサージの時間

- 1回3〜5分間程度
- 冷えが軽減するまで1日に何回でも。回数に制限はありません。

効果の判断

- 対象者の訴えの変化（例:「冷えが軽くなった」「温かくなった」「血流がよくなった」）
- 触れて皮膚温の上昇が感じられる。皮膚の血色がよくなる。

2）方法

動画16

🎯 上肢のナーシングマッサージ：仰臥位　　　　　　　　　動画16

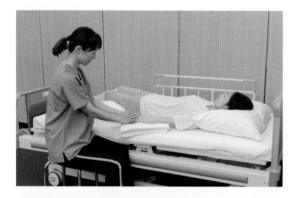

01 前腕から手関節の下に折りたたんだタオルなどを入れ，手関節を安定させたり，前腕から手関節の高さを調整する。

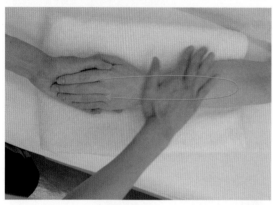

02 ゆっくりと手先から肘までをさする。

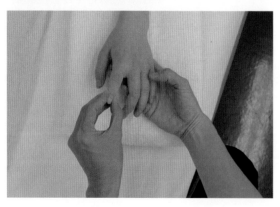

03 井穴を母指と示指でつまむように挟み，もむ。

POINT▶ 冷えに対しては，末梢から中枢に向かって手技を進める。

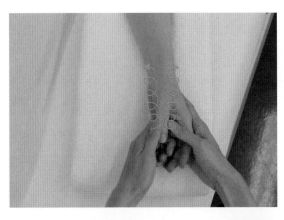

04 指先から手関節に向かい，指を1本ずつ，手関節を越えるところまで両母指でさする。

POINT ▶ 円を描くようにさするのが難しい場合は，指先からまっすぐに手関節に向かってさするのもよい。

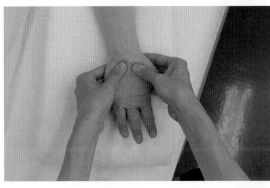

05 両手で対象者の手掌を広げ，手掌全体を母指で押す。

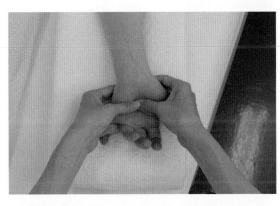

06 両母指を重ねて**労宮**を軽く押す。

POINT ▶ **労宮**を目安に，対象者が一番気持ちがいいと感じる場所を押す。

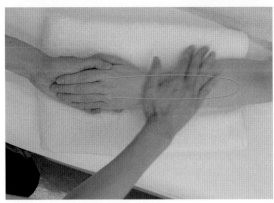

07 **02** と同じ。ゆっくりと手先から肘までをさする。

POINT ▶ 最後に両手を強くこすり合わせて温めたあとで，対象者の手関節や肘を覆い温めるとよい。

動画17

下肢のナーシングマッサージ：仰臥位

動画 17

・セルフケアとして行うこともできます。その場合は座位で片方の脚だけあぐらを組むように膝を曲げた姿勢になります（111 頁参照）。

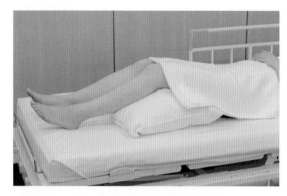

01 対象者の膝下に枕を入れ，その膝から足関節までをバスタオルまたは寝衣で覆う（ここでは手技を行う場所がわかるよう露出させている）。

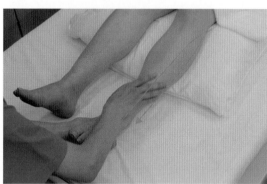

02 ゆっくりと，足先から膝下までをさする。

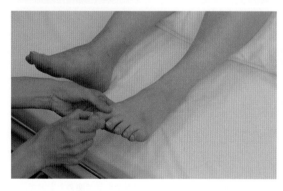

03 井穴（せいけつ）を母指と示指でつまむように挟み，もむ。

POINT 冷えに対しては，末梢から中枢に向かって手技を進める。

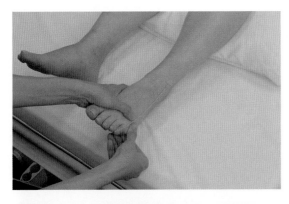

04 指先から足関節に向かい，足趾を1本ずつ，足関節を越えるところまで両母指でさする。

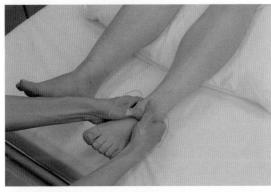

05 示指〜小指の4指で軽く圧をかけながら外踝・内踝の周囲を円を描くようにさする。

POINT 円を描く方向は時計回り，反時計回りのどちらでもよい。

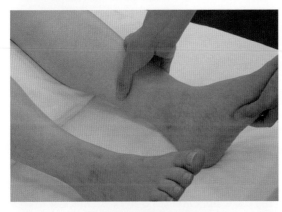

06 三陰交を母指で押す。

POINT 三陰交を目安に，対象者が一番気持ちがいいと感じる場所を押す。

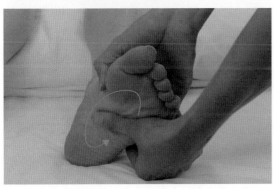

07 足部を両手で支え，足底全体を母指でゆっくりさする。

POINT 対象者の頭側に背を向けるように立つとやりやすい。

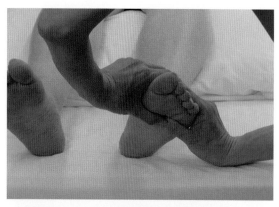

08 両母指を重ねて**湧泉**（ゆうせん）を垂直に押す。

POINT ▶ **湧泉**（ゆうせん）を目安に，対象者が一番気持ちがいいと感じる場所を押す。

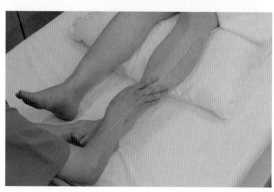

09 **02** と同じ。ゆっくりと足先から膝下までをさする。

POINT ▶ 最後に両手を強くこすり合わせて温めたあとで，対象者の踵や膝を覆い温めるとよい。

📖 参考文献

- 寺澤捷年，津田昌樹（編）：症状別・状態別指圧マッサージの実際―足の冷え．JJN ブックス 絵でみる指圧・マッサージ，pp93-94，医学書院，2002
- 寺澤捷年，津田昌樹（編）：セルフマッサージ―足の冷え．JJN ブックス 絵で見る指圧・マッサージ，p145，医学書院，2002
- 柳奈津子：眠れないとき―臨床への適用こんな場面で活用できる事例紹介．小板橋喜久代ほか（編）：ナーシングマッサージ入門 日々のケアにプラスして患者の安楽性を促す，pp90-95，日本看護協会出版会，2016
- 福田彩子：在宅ケアの場面―臨床への適用こんな場面で活用できる事例紹介．小板橋喜久代ほか（編）：ナーシングマッサージ入門 日々のケアにプラスして患者の安楽性を促す，pp106-110，日本看護協会出版会，2016

D 「眠れない」という訴えに対して

　「なかなか眠れない」「夜中に何度も目が覚めてしまう」という訴えを耳にすることは少なくありません。入院・入所生活においては，治療や体力回復を促進する目的で消灯時間が決められ，その時刻になると「眠る」ことを余儀なくされます。それまでの睡眠習慣との相違から消灯後になかなか眠れない人が多いことは想像できます。入

院・入所生活に慣れていくことで眠れるようになることはあります。しかし，いつまでも眠れない状況が続いて夜間の十分な休息が得られず，その結果として治療や日中の活動に支障が出る場合にはなんらかの支援が必要です。

　不眠の主たる要因に自律神経の乱れがあります。対象者の多くは，痛みやかゆみなどの不快症状，同室者と一緒の慣れない居室環境による緊張，今後への不安，といった多様な心身のストレスを抱えています。こうしたストレスは交感神経を優位な状態に導き，睡眠を妨げる要因となります。眠れないことを苦痛に感じることで，夜が近づくと睡眠そのものへの不安や緊張が増し，かえって覚醒してしまう人もいます。そのため，消灯時間を迎えるにあたり，対象者が少しでもリラックスできるような援助が求められます。まずは痛みやかゆみなどの症状は軽減を図り，騒音や明るさなどに配慮して就床環境を快適に整えましょう。習慣にしている就寝前のルーティンがあれば，可能な限り取り入れるようにします。

　実際には，慢性化した不眠の場合は睡眠薬の力を借りることも多くあります。しかし，対象者のなかには睡眠薬を使えない人もいますし，依存を心配する人もいます。高齢者の場合は，転倒の原因となる危険性もあります。横になったら自然と深い眠りにつき翌朝すっきりと目が覚める，という質のよい眠りが得られるよう，薬の力だけに頼るのではなく，ナーシングマッサージを活用しましょう。

1）ポイント・留意点

不眠に効果的なツボ

- **百会**（図 3-18，91 頁の 03 参照），**安眠**（図 3-18，91 頁の 05 参照），**肩井**（図 3-19），**身柱**（図 3-19），**心兪**（図 3-19），**失眠**（図 3-20）があります。

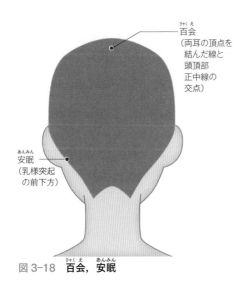

図 3-18　**百会，安眠**

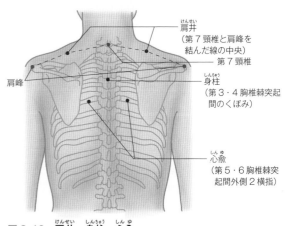

図 3-19　**肩井，身柱，心兪**

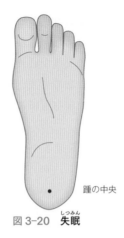

踵の中央

図 3-20　**失眠**（しつみん）

実施のタイミング

- 就床時間（消灯時間）の 30 分前（理想的）。排泄を済ませて，就床環境を整えてから。
- 副交感神経が優位な状態であると，マッサージの効果をより期待できることから，ぬるめの温度での足浴や入浴のあとがよいでしょう。

配慮すること

- 対象者の「なんとなく眠くなってきた」を邪魔することがないよう，お互いの呼吸を合わせながら「やさしく」「ゆっくり」と，普段よりも弱めの刺激を意識します。刺激の強さは毎回声をかけて確認するのではなく，対象者の表情が険しくないか，ゆっくりとした呼吸をしているか，といった指標も参考にしましょう。
- 実施中や実施後にそのまま眠ってしまってもよいように就寝の準備をしてから臨むとよいでしょう。
- そのまま入眠できる姿勢として，臥位で行うことが望ましいです。
- 部屋の明るさ，室温や騒音など，マッサージを実施する場としての環境を整えることも重要です。

目安となるマッサージの時間

- 各部位 2〜3 分程度

マッサージ終了のタイミング

- 身体の力が抜ける。
- 眠気を感じている（例：ウトウトする，あくびをする）。
- 呼吸がゆっくり，一定になる。

効果の判断

- 自然と眠くなる。
- 夜中に何度も目覚めない，目覚めたときに熟睡感がある。

2）方法

　以下に各部位のマッサージを示しますが，背部から順番に実施することをおすすめします。ただし，時間がない場合は，部位ごとで完結してもかまいません。

 背部のナーシングマッサージ：側臥位　　　動画18

動画18

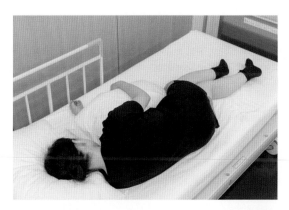

01 対象者の背中側に位置する。

POINT 対象者をベッドの手前側に寄せた側臥位にすると，マッサージがしやすくなる。自分で動ける対象者には，実施者に近づいてもらいながら側臥位になってもらう。

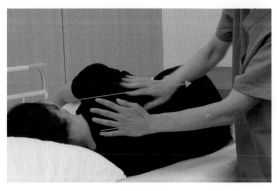

02 対象者の背部全体を肩から腰部の方向にさする。まず，脊椎とその左右を片側ずつそれぞれ手掌でさする。

POINT 肩甲骨の間にある**身柱**や**心兪**のツボ付近を特に意識し，柔らかくほぐすようなイメージでさする。

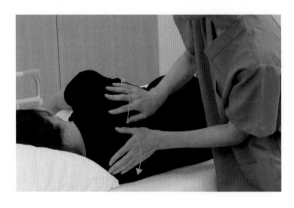

03 背部全体を，脊椎の上から左右の体側に向け
て手掌でさする。

動画19

🎯 **頭部や首のナーシングマッサージ：仰臥位**　　　　　　　動画19

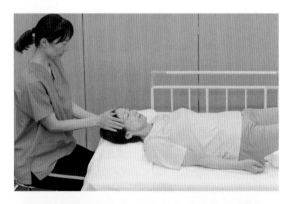

01 膝の下にクッションを入れるなど，対象者が
楽に感じる姿勢に調整する。対象者の頭の側
に立つ。

POINT　ベッドのヘッドボードが外せる場合は，それを外し
て頭側に位置する。ヘッドボードが外せない場合は，
斜めに寝てもらうとよい。

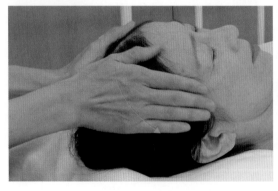

02 前頭部から側頭部にかけ，やさしくさする。

POINT　タオルを掛けて行うとさすりやすい。

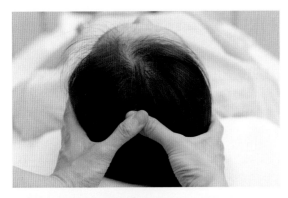

03 百会に母指を重ね，足先の方向を意識しながら，ゆっくりと押す。

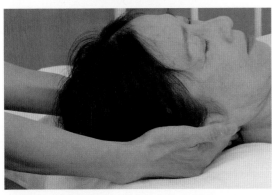

04 頭の下に手を差し入れ，後頭部の下縁から耳の後ろにかけて，髪の生え際に沿って，示指〜小指の腹を使いやさしくさする。

POINT 頭部をやや持ち上げる，または軽く引っ張るイメージで垂直圧を加える。

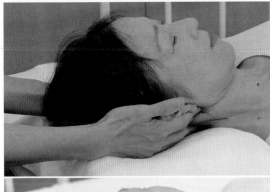

05 耳の後ろの乳様突起の前後に示指と中指を当て，安眠のツボを意識しながら指の腹で円を描くようにやさしくもむ。

POINT 強い刺激にならないよう，弱めの力でもむようにする。

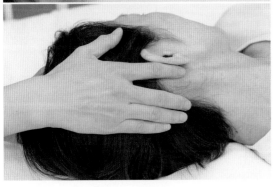

POINT 乳様突起の前後に示指と中指を置くと，安眠のツボに指を当てやすくなる。

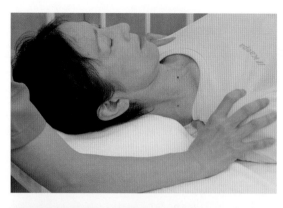

06 肩井に母指を当て，足先の方向を意識しながらやさしく押す。

POINT 肩井に硬さを感じる場合，痛みを感じさせない力加減にとどめる。肩井を押す際，身体が多少揺れるので，対象者の呼気に合わせてゆっくりと押す。

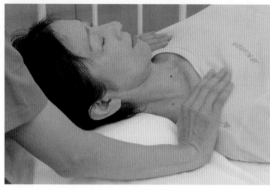

07 首から肩峰の方向へゆっくりとさする。

動画 20

下肢のナーシングマッサージ：仰臥位

動画 20

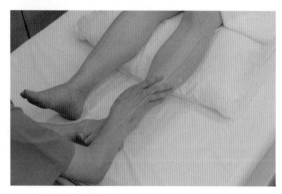

01 対象者の足側に位置し，足背から膝に向かって，片足ずつさする。

POINT 冷えの有無を確認し，冷えがあれば，ほどよく温める（➡温タオルでくるむなど）。温めることで副交感神経が優位になる。

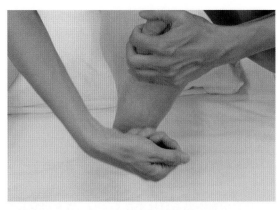

02 軽く握りこぶしをつくり，尺側面（小指側）で踵の中央（失眠<ruby>しつみん</ruby>）を叩く。

POINT 眠気を遠ざけないよう，軽く握ったこぶしでリズミカルにトントンと叩く。この柔らかな踵の響きが心地よい刺激となって眠りを誘う。

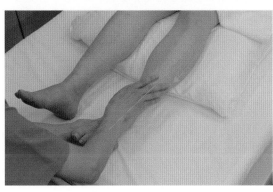

03 01 と同じ。足背から膝に向かって，片足ずつさする。

📖 **参考文献**

- 宗澤岳史，三島和夫：不眠症に対する認知行動療法．精神保健研究 55（1）：71-78，2009
- 田ヶ谷浩邦：不眠症薬物療法の臨床．日本薬理学雑誌 129（1）：42-46，2007
- 李丁，天津中医学院（編），浅川要ほか（訳）：針灸経穴辞典，第 2 版，pp442-443，東洋学術出版社，1987
- 柳奈津子：イブニングケア．小板橋喜久代ほか（編）：ナーシングマッサージ入門 日々のケアにプラスして患者の安楽性を促す，pp69-74，日本看護協会出版会，2016

E 「首/背中が痛い」との訴えに対して

　入院中や療養中の対象者は，いわゆる肩こりの症状があるとき，「首が痛い」「背中が痛い」と訴えることがあります。こうした首から背中にかけた痛みや張りの多くは，治療や安静のために臥床や座位といった同一姿勢を長時間続けていることによって生じます。そのほかの原因としては，精神的なストレスによって常に上体に力が入っていること，冷えにより血液循環が滞っていること，などが考えられます。

　首から背中にかけた痛みが持続・悪化すると，頭痛や悪心を伴うこともあります。肩こりに伴う症状は日常的によくみられますが，その一方で，高血圧や心疾患，整形

外科的な疾患などに起因していることがありますので見極めが必要です。

　また，産科領域では，ホルモンバランスの変化に伴う自律神経の変調に加え，姿勢バランスの変化，出産後の授乳や抱っこに伴う肩こりという形で，首や背中の痛みの出現・増悪がみられます。

　痛みや張りの緩和には，同一姿勢を長時間続けない，適度な運動で筋肉の血行を促す，局所や全身を温めリラックスするといったことが有効です。しかし，対象者の多くは，身体活動の制限があり，点滴などの治療による同一姿勢，慣れない環境下での緊張や不安など，心身の緊張を強いられていて，自ら改善することは容易ではありません。

　肩や背中の痛みの訴えに対しては，単に湿布を貼るだけでなく，つらさを自覚している部分に手を当て，ツボを活用しながら，ナーシングマッサージを行うとよいでしょう。気持ちよく触れられることで副交感神経が優位になり，筋緊張がゆるんで血流が改善し，症状の緩和を期待できます。

1）ポイント・留意点

首/背中の痛みや張り（肩こり）に効果的なツボ
- **肩井**（けんせい）（図3-21）があります。

実施のタイミング
- いつでも実施できます。
- 車椅子上で待機している場面などは取り入れやすいです。
- 足浴中，入浴後，温罨法後は血行がよくなり，副交感神経が優位になることでより効果を期待できます。

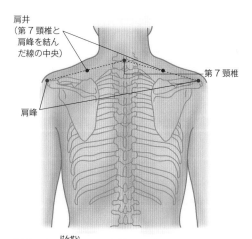

肩井
（第7頸椎と
肩峰を結ん
だ線の中央）

第7頸椎

肩峰

図3-21　**肩井**（けんせい）

配慮すること
- **肩井**（けんせい）付近が「コリコリ」していたり，肩全体が板のように硬い感触を得ることがよくあります。その部分を一度にほぐしたくなるところですが，局所への過剰な刺激は，炎症（もみ返し）の原因となります。
- ツボへの刺激は「痛気持ちいい」を心がけます。
- 「もう少しやってほしい」程度の刺激量（強さ，時間）を意識します。
- 肩や背中の痛みがあると身体に力が入るため，さらに筋緊張が強くなります。肩や背中に加え，腰・殿部にかけて広範囲に手技を行ってもよいでしょう。

目安となるマッサージの時間

• 3〜5分間を目安に1日に数回程度にします。

マッサージ終了のタイミング

　「いつまでも続けてほしい」と思われるマッサージの1つですが，過度な刺激量にならないためにも，事前に実施時間を決めておきましょう。

効果の判断

• 自覚症状の変化（例：肩が軽くなった，首や腕が楽に動くようになった，首から肩への痛みがなくなった，頭痛が和らいだ・なくなった）
• 筋肉の硬結・こわばりの改善
• 上肢の冷えの改善
• 猫背・前かがみの姿勢の改善

2）方法

 肩・背部のナーシングマッサージ：座位　　　　　　　　　　　動画21

動画21

• 座位の保持が可能な対象者に実施します。
• 上半身に対して上から，もしくは後ろから圧が加わるため，座位が安定しない場合は臥位での実施を検討します。
• 対象者の後ろにいると表情が見えないため，「痛気持ちいい」を限度に，強さを確認しながら行います。

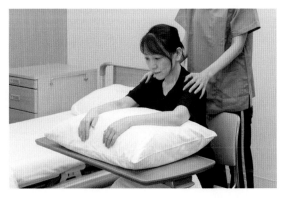

01 椅子や車椅子に座る対象者の膝やテーブルの上にクッションを置いて抱えてもらうなど，対象者が楽と感じられる体位に調整する。

POINT 座位保持が可能な対象者が肘掛けのない，背もたれが肩甲骨下縁より高い椅子に座る場合，背もたれを左右どちらかに置いて座ってもらうと背部のマッサージを行いやすくなる。

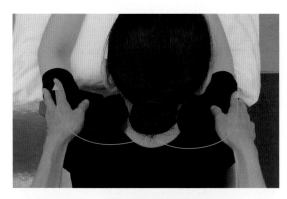

02 対象者の後ろに立ち，第 7 頸椎外側から上腕にかけてさする。

POINT 肩の上は板のような張りやボコッとした隆起を感じることが多い。また，肩がこっていない場合はくすぐったさを感じる人もいる。

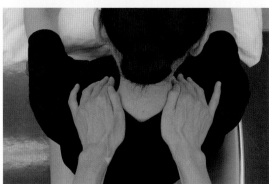

03 第 7 頸椎外側から肩甲骨下縁に向けてさする。

POINT 身体が前に倒れすぎない程度の圧を心がける。上半身が安定しない対象者の場合は，横に立ち，片手（利き手がやりやすい）で支えながら左右別々に行うとよい。

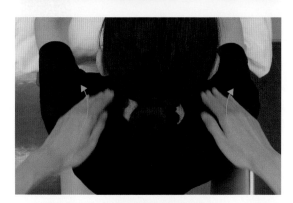

04 前胸部を，鎖骨下付近から腕のつけ根に向けてさする。

POINT 普段あまり触れない部位だが，気持ちよさを感じられることが多い。
女性の場合，乳房に触れないよう手の位置を意識しながら行う。

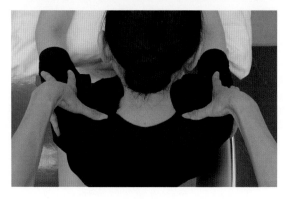

05 左右同時に肩井（けんせい）を床の方向に両母指で押す。

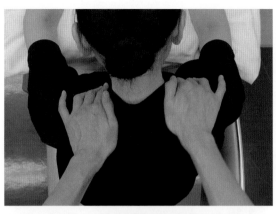

06 片側ずつ，第7頸椎外側付近から肩峰に向かって，手掌または手根部（手掌のつけ根）でもむ。

POINT 隆起や硬さを感じる部分は，少し念入りに行うと気持ちよさを感じやすい。
振動が加わる手技なので，片手で反対側の肩を支えながら行う。

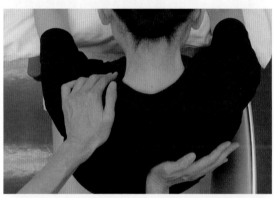

07 対象者の横に移動する。第7頸椎外側付近から左右の僧帽筋や脊柱起立筋を意識し，肩甲骨下縁付近まで，肩から背部の方向にもむ。

POINT 振動が加わる手技なので，片手で対象の上半身を支えながら行う。利き手でない側に立ち，利き手でマッサージする方法が行いやすい。

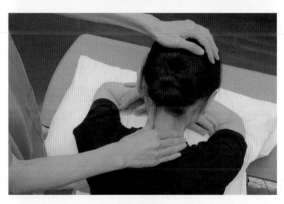

08 頭部を片手で支えながら，母指と示指〜小指の四指で首をつかむようにしながら，四指の腹で後頸部をもむ。

POINT 左手で頭部を支えながら，右手の四指で首の右側，右手で頭部を支えながら左手の四指で首の左側をもむ。

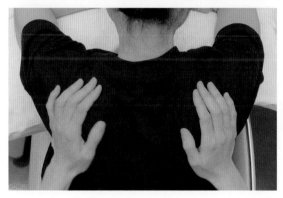

09 背部に立ち，肩甲骨に両手掌を当て，中心に引き寄せるように圧をかけながらもむ。

POINT 振動が加わる手技なので，対象者の身体が倒れない程度の圧を心がける。

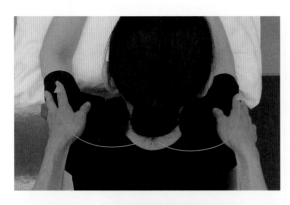

10 02 と同じ。肩の上に手を当て，第7頸椎外側から上腕までさする。

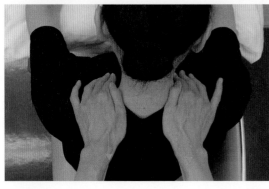

11 03 と同じ。第7頸椎外側から肩甲骨下縁付近の高さまでさする。

動画22

肩から殿部のナーシングマッサージ：側臥位から仰臥位　動画22

- 座位が困難な対象者や座った状態を保つのが難しい対象者の場合は臥位にします。
- 側臥位にした場合，座位より広く背部をマッサージすることができます。
- 対象者の後ろにいると表情が見えないため，「痛気持ちいい」を限度に，強さを確認しながら行います。

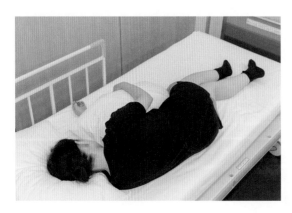

01 ベッドの中心より手前側に寄った側臥位になってもらう。上の足を前に出して，やや腹ばいに傾いた姿勢（シムス位）のほうが楽な対象者もいる。

POINT ▶ 対象者の状況に応じて膝の間にクッションを入れると側臥位が安定しやすくなる。姿勢につらさを感じていないか，確認する。

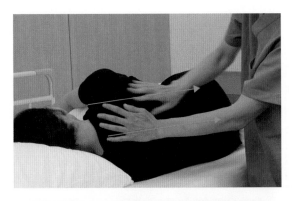

02 肩から殿部にかけ，頭側から足側に向かってさする。

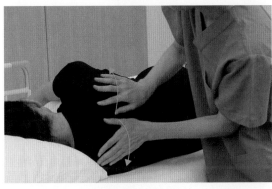

03 肩から殿部を，脊椎の上から左右の体側に向かってさする。

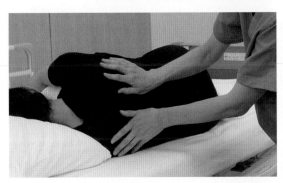

04 第7頸椎外側付近から殿部にかけて，左右の僧帽筋や脊柱起立筋を手掌または手根部でもむ。左右片方ずつ行う。

POINT ▶ もむ手技は振動が加わるので，片手で身体を支えながら行う。

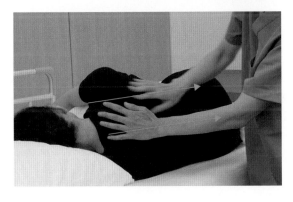

05 02と同じ。肩から殿部にかけてさする。

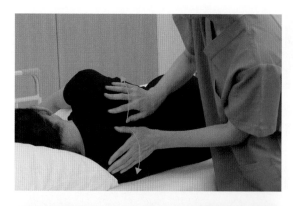

06 03 と同じ。肩から殿部を，脊椎から左右の体側に向かってさする。

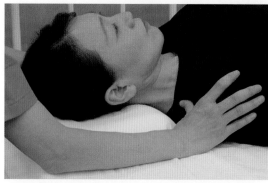

07 肩井（けんせい）を足先の方向を意識しながら左右同時に両母指で押す。

POINT 肩井（けんせい）を押す手技では対象者の体位を側臥位から仰臥位に変えて行うとやりやすい。

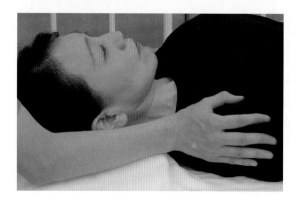

08 首から肩峰の方向へさする。

📖 **参考文献**

- 永見倫子：産後女性の身体症状─育児中の女性に対するアンケート調査より．日本保健科学学会誌 22（1）：16-21，2019

セルフケアとしての
ナーシングマッサージの活用

　マッサージは誰かにやってもらうと大変心地のよいものですが，自分でできる手技もあります。入院期間が短縮され，入院中からの症状を抱えたまま自宅などで療養していかねばならないこともあります。入院中に看護職から受けたナーシングマッサージの一部を，退院後も対象者自身がセルフケアとして実施していくことは，日々の生活をよりよくするための方法の1つとして有用といえます。マッサージの仕方やツボの位置などを対象者や家族などに伝え，セルフケアをすすめてみましょう。認知機能に問題がなく，日常生活動作が自立している人であれば，マッサージをセルフケアとして取り入れていくことは可能です。

　ここでは，療養中の人であっても取り入れやすい，短時間で実施できるマッサージを紹介していきます。簡単な手技であり，対象者が日常生活に取り入れ習慣にすることができれば，ストレスの軽減や症状の緩和により，自律神経が調和され，睡眠の改善や免疫力の向上も期待できます。日常生活動作の支援が必要な人でも，状況に応じて，本人や家族と相談して可能な部位や方法を検討しましょう。

1 セルフケアの指導における留意点

　対象者への指導にあたっては，セルフケアとしてのマッサージの指導を看護計画として立案し，継続的なフォローアップができるようにしていくことが重要です。対象者が生活する場によって，看護職がかかわることができる頻度は異なりますが，無理なく続けられるような支援が必要です。実施状況や効果を確認し，継続のための工夫などを対象者とともに検討しましょう。治療中の疾患がある対象者の場合には，医師の許可を得ておきます。

　指導の際には，方法を伝えるだけではなく，看護職がセルフケアを行うところを対象者に見てもらい，そのうえで対象者にも実際に実施してもらいましょう。対象者が実施する際の注意点として，発熱がある，血圧が高い，普段は感じない痛みがあるなど，いつもとは体調が大きく異なるときには避けることを説明し，安全にセルフケアを実施してもらうようにします。全身の状態に変化がない場合でも，皮膚に傷，赤み，かゆみ，痛みなどの症状がある場合には，その部位のマッサージは実施しないことを説明します。特に問題がなくマッサージを開始しても，全身や皮膚になんらかの症状が出現した場合には，その時点ですぐに中止します。加えて，出現している症状の原

　因が不明な場合や，症状が強いときには，マッサージは実施せずに医師に相談するように説明します。また，マッサージを実施するタイミングとしては，食事や入浴の直前直後は避け，セルフケアによる日常生活への影響がないように配慮し，実施後はゆっくりと休息できる時間帯に実施するように説明します。日常生活状況を伺いながら，実施のタイミングや回数などを具体的に確認しておきます。

　ナーシングマッサージは，軽いタッチでゆっくりと行うマッサージであり，皮膚に直接触れて実施することができます。前腕や下腿など，露出しやすい部位は，保湿剤（ボディーローションやハンドクリームなど）を塗布して行うと，滑りがよくてやりやすくなります。対象者の皮膚の乾燥がある場合には，スキンケアも兼ねて保湿剤を使用することを推奨します。反対に，夏季などに対象者の皮膚の湿潤度が高く，マッサージ部位と手掌の摩擦が大きく感じられるようなら，マッサージ部位にタオルを掛けるとマッサージしやすくなります。季節を問わず，上肢のマッサージをするときなどに長袖Tシャツ1枚程度の着用であれば，袖をまくることなく着衣の上から実施できます。また，母指で押すときには，ゆっくりと息を吐きながら行います。皮膚の状態も確認しながら，具体的な実施部位や方法を一緒に検討しておきましょう。

2　ストレスを和らげリラックスを促すマッサージ

動画23

🎯 手のマッサージ　　　　　　　　　　　　　　　　　　　　動画23

- 効果的なツボ：**労宮（ろうきゅう）**，**井穴（せいけつ）**
- 大きな動きを伴わず，簡単な手技なため，高齢者やベッド上で過ごすことが多い人でも実施できます。
- セルフマッサージの導入に適しており，短時間でできるため，毎日の習慣にしやすいです。
- 万能のツボといわれる**労宮（ろうきゅう）**，自律神経のバランスを整える**井穴（せいけつ）**の刺激により身体全体の調子を整えます。
- ストレスや生活リズムの乱れなどによって，交感神経の活動が高まった状態になるなど，自律神経のバランスが崩れている場合には，このマッサージを継続的に実施することによって自律神経のバランスが整い，リラックス，睡眠の改善，免疫力の向上などが期待できます。
- 目安となるマッサージ時間：2分

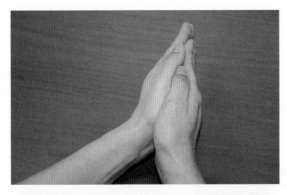

01 左右の手掌を合わせ，こすり合わせる。

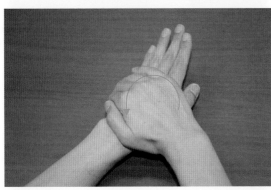

02 片手ずつ，円を描くように手背をさする。

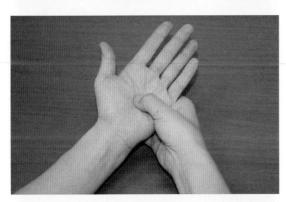

03 片手ずつ，<ruby>労宮<rt>ろうきゅう</rt></ruby>を母指で押す。

POINT ▶ 「手のひらの中央」と説明するとよい。
労宮の位置：手掌の中央

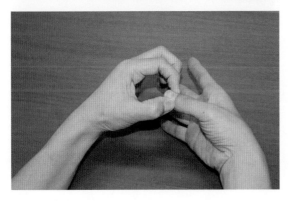

04 片手ずつ，<ruby>井穴<rt>せいけつ</rt></ruby>を母指と示指で挟むようにしながら押す。

POINT ▶ 「爪の生え際の両端」と説明するとよい。
井穴の位置：爪の生え際にある6つのツボの総称

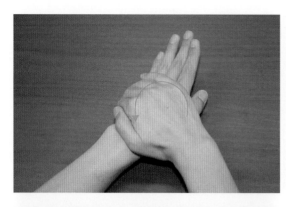

05 02 と同じ。片手ずつ，円を描くように手背を
さする。

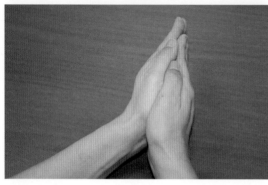

06 01 と同じ。左右の手掌を合わせ，こすり合わ
せる。

動画 24

頭部のマッサージ

動画 24

- 効果的なツボ：**百会**，**風池**
- イライラして気持ちが落ち着かないときは，眼を閉じてゆっくりとした呼吸を行いながら，両手で頭全体をさすります。自分をいたわるような気持ちを込めて，または，さすることに気持ちを向けてさすります。少し気持ちが落ち着くまで，頭全体をさすることだけを繰り返します。
- 家族などの協力が得られる場合には，家族に頭全体をさすってもらいます。
- 目安となるマッサージ時間：1～2分

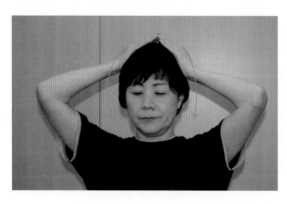

01 頭全体を両手の手掌でさする。

POINT ▶ 「今日も頑張ったね。お疲れ様」など，自分をいたわるような言葉を心の中で唱えながら行う方法もあることを説明するとよい。

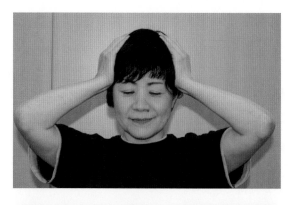

02 側頭部を両手の手掌で包むように添えて押す。

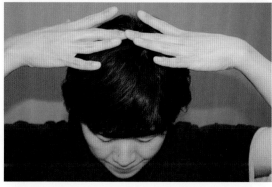

03 百会を両手の中指の指先で押す。

POINT ▶ ツボの位置は，言葉で説明するだけではわかりづらいため，自分の身体で指し示すとよい。
百会の位置：両耳の頂点を結んだ線と頭頂部正中線の交点

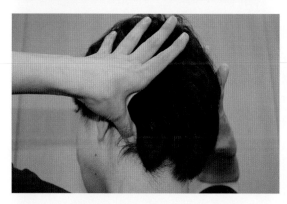

04 風池を両母指で押す。

POINT ▶ ツボの位置は，言葉で説明するだけではわかりづらいため，自分の身体で指し示すとよい。
頭部を軽く後ろにそらすと，母指が風池に当たりやすい。「母指を当て，おさまりのよいところ」と説明するとよい。
風池の位置：乳様突起と後頭骨直下を結んだ線の中央

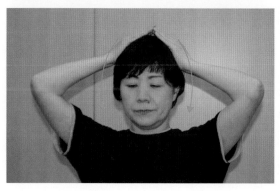

05 01 と同じ。頭全体を両手の手掌でさする。

3 **症状緩和のためのマッサージ**

🎯 **吐き気やストレスを和らげるマッサージ：手・前腕**　　　動画25

- 効果的なツボ：**内関**，**合谷**，**労宮**
- **内関**の刺激によって，治療に関連した吐き気を和らげます。このような症状があるときには，交感神経活動が亢進している可能性があり，**内関**や**合谷**の刺激によって交感神経活動を鎮静化させることが期待できます。
- 目安となるマッサージ時間：2〜3分

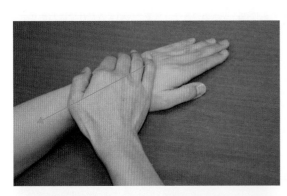

01 手背から前腕に向かって手掌全体を使ってさする。左右どちらから始めてもよい。

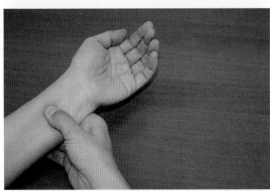

02 片手ずつ，**内関**を母指で押す。

POINT 「手首内側から腕のほうに3横指分，上がったところ」と説明するとよい。
内関の位置：手掌側の手関節中央から上方3横指

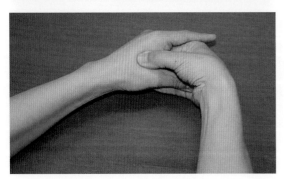

03 片手ずつ，**合谷**を母指と示指で挟むように押す。

POINT 「手の甲の親指と人差し指の間のところ」と説明するとよい。
合谷の位置：手背の母指と示指の骨が交わるくぼみ

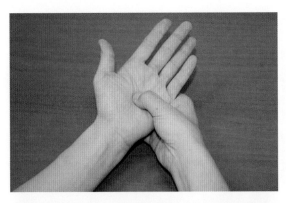

04 片手ずつ，**労宮**_{ろうきゅう}を母指で押す。

POINT 「手のひらの中央」と説明するとよい。
労宮の位置：手掌の中央

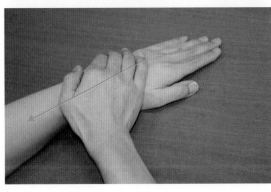

05 01 と同じ。手背から前腕に向かって手掌全体を使ってさする。

 ### 便秘の改善のためのマッサージ：手・腹部　　　　　　　　　　　動画26

動画26

- 効果的なツボ：**合谷**_{ごうこく}，**第2二間**_{じかん}，**関元**_{かんげん}，**天枢**_{てんすう}，**便秘点**_{べんぴてん}
- 入院患者，在宅療養者などには，薬物，活動低下，食事量の減少などの影響により便秘が認められることがしばしばあります。このような対象者には，手が届きやすくマッサージがしやすい手や腹部のマッサージを行うことによって排便の促進や腹部症状の軽減が期待できます。
- 対象者が理解して実施できるよう，腹部には便秘に効果的なツボ（**関元**_{かんげん}，**天枢**_{てんすう}，**便秘点**_{べんぴてん}）があることを説明し，ツボのみの刺激はせずに，腹部全体をさするよう指導します。
- 目安となるマッサージ時間：3〜5分

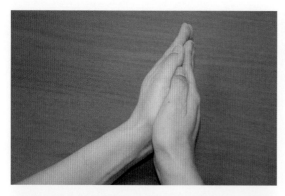

01 左右の手掌を合わせ，こすり合わせる。

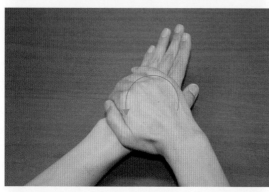

02 片手ずつ，円を描くように手背をさする。

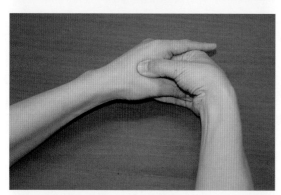

03 片手ずつ，**合谷**（ごうこく）を母指と示指で挟むように押す。

> **POINT**　「手の甲の親指と人差し指の間のところ」と説明するとよい。
> **合谷**（ごうこく）の位置：手背の母指と示指の骨が交わるくぼみ

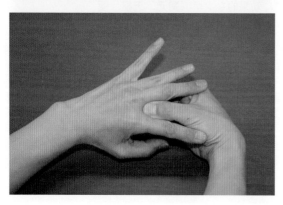

04 片手ずつ，**第2二間**（じかん）を母指と示指で挟むように押す

> **POINT**　「示指の中指のつけ根のところ」と説明するとよい。
> **第2二間**（じかん）の位置：手背側の示指と中指のつけ根の間

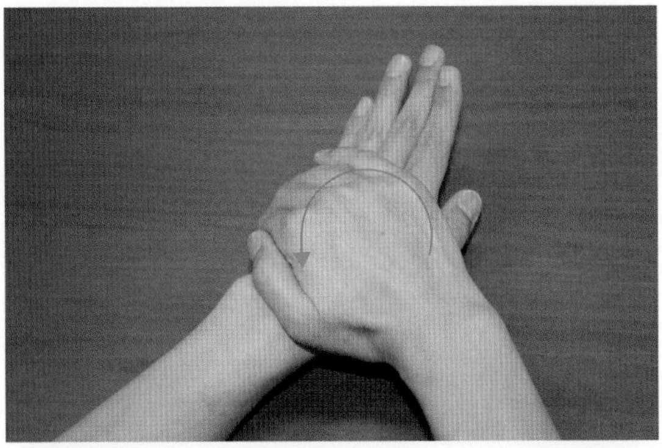

05 02と同じ。片手ずつ，円を描くように手背をさする。

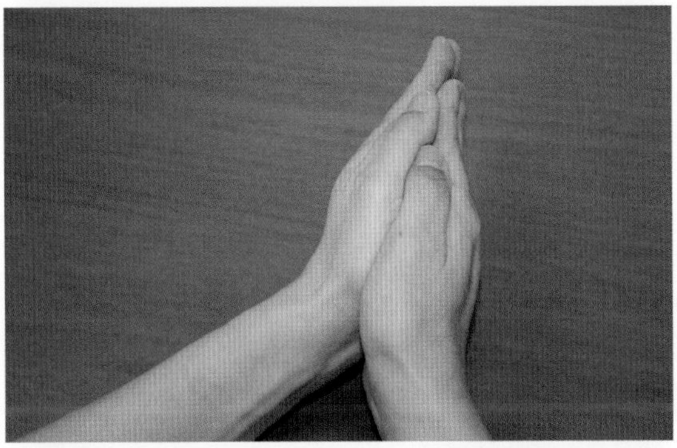

06 01と同じ。左右の手掌を合わせ，こすり合わせる。

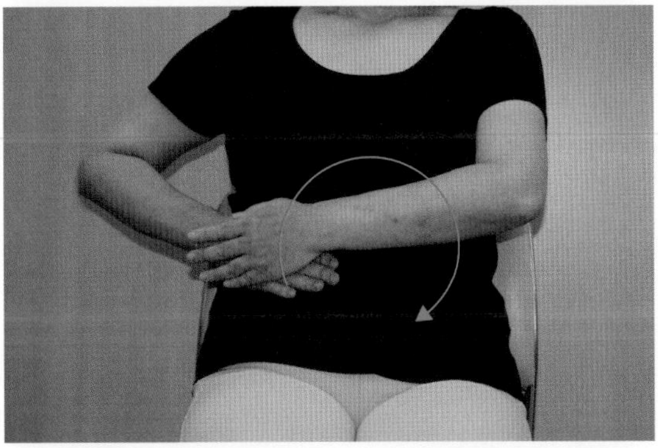

07 腹部のマッサージに移る。両手を重ねて手掌全体で，臍を中心に「の」の字を描くようにさする。

POINT ここでは，手のマッサージを終えてから腹部のマッサージを行っているが，腹部だけ切り離して別の機会に行ってもよい。
腹部には効果的なツボ〔**関元**（かんげん），**天枢**（てんすう）（08），**便秘点**（べんぴてん）〕があることを意識しながらさすることを説明するとよい。
関元（かんげん）の位置：臍の下方4横指
便秘点（べんぴてん）の位置：臍の左方1横指から下方3横指

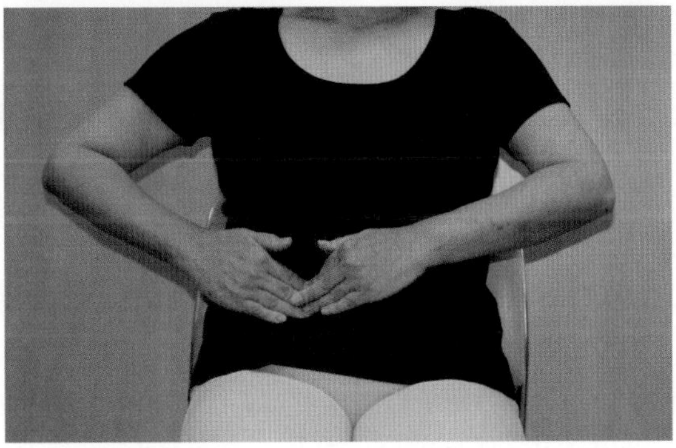

08 両手を重ね，両手の示指〜小指の指先で右の**天枢**（てんすう）を押す。

POINT ツボの位置は，言葉で説明するだけではわかりづらいため，自分の身体で指し示すとよい。「臍から左右それぞれ3横指分外側のところ」と説明するとよい。
天枢（てんすう）の位置：臍の外側3横指
押す際は示指〜小指を軽く曲げるくらいでよい ➡ 09，10も同様。

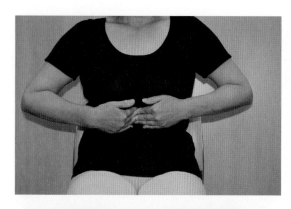

09 両手を重ね，両手の示指〜小指の指先で胃の真ん中あたりを押す。

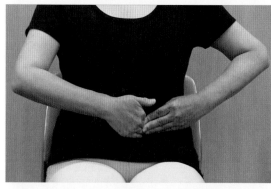

10 両手を重ね，両手の示指〜小指の指先で左の**天枢**を押す。

POINT **天枢**の位置は **08** と同様。

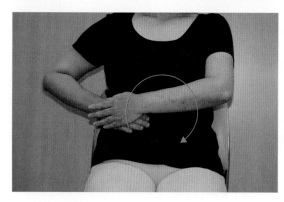

11 **07** と同じ。両手を重ねて手掌全体で，臍を中心に「の」の字を描くようにさする。

動画27

冷え，むくみを和らげるマッサージ：下肢

動画27

- 効果的なツボ：**三陰交**，**湧泉**
- 妊娠の可能性がある時や妊娠初期は，足のツボの刺激が子宮収縮や陣痛促進の危険があるため避けます。妊娠中期以降も，医師や専門職に相談のうえで実施する必要があります。
- **三陰交**は女性の特効穴といわれますが，男性の冷えにも効果があります。
- 足の万能ツボである**湧泉**を利用し，身体全体の血流を促し冷え，むくみを改善します。
- 入浴によって身体全体を温めることにより，効果を高めることが期待できます。

- 足浴や温タオルなどで下肢を温めることも，冷え，むくみの軽減につながります。
- 目安となるマッサージ時間：2〜5分

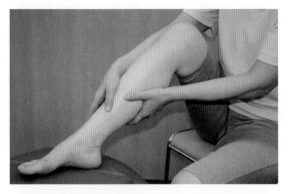

01 端座位または長座位になり，足先から下腿を
マッサージできるように姿勢を調整する。

> **POINT** 端座位では背もたれのある椅子に座る，足台を準備
> する，長座位では座椅子に座る，壁によりかかるな
> ど安定した姿勢に整える。
> 03，04 では，片足ずつあぐらをかくように膝を曲げる
> 姿勢をとる。端座位または長座位でこの姿勢がとれ
> るかどうか，確認しておくとよい。

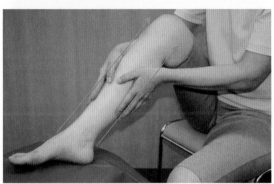

02 片足ずつ，両手で足先から下腿を包み込むよ
うにしてさする。

> **POINT** 端座位では足台に足を置いて行うと，手と足の距離
> が近くなり，マッサージしやすくなる。
> 足先から膝のほうに向かってさすると冷えやむくみ
> の緩和の効果が高まる。

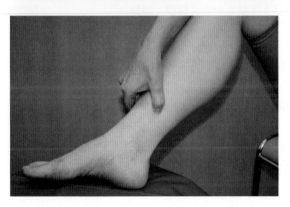

03 片足ずつ，**三陰交**（さんいんこう）を母指で押す。

> **POINT** 「内くるぶしから膝のほうに 4 横指分，上がったとこ
> ろ」と説明するとよい。
> あぐらをかくように膝を曲げて押してもよい。
> **三陰交**（さんいんこう）の位置：内踝頂点から上方 4 横指，脛骨の内
> 縁の際

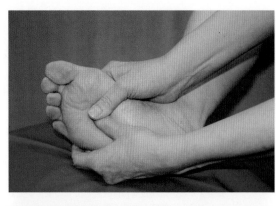

04 片足ずつ，湧泉を母指で押す。

POINT　足背に示指～小指を添えるように当て，母指を重ねると押しやすくなる。
「足底の，足の指を曲げたとき凹むところ」と説明するとよい。
湧泉の位置：足底の足趾を曲げたときにできるくぼみ

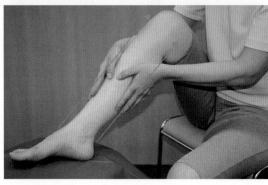

05 02 と同じ。片足ずつ，両手で足先から下腿を包み込むようにしてさする。

動画28

🎯 月経痛を和らげるマッサージ：下肢を中心に腹部，腰部　　動画28

- 効果的なツボ：**三陰交，湧泉，関元，腎兪，志室**
- 主な対象者は，婦人科系の疾患がない若年女性です。
- 一例として，月経痛への対処法の知識がまだ乏しいと考えられる思春期の対象者に対して，日常的に接している養護教諭による活用が挙げられます。
- 月経に伴うさまざまな症状に効果がある**三陰交**は，女性の特効穴といわれます。
- 万能ツボといわれ全身に作用する**湧泉**，腹痛には腹部にあるツボ（**関元**），腰痛には腰部にあるツボ（**腎兪，志室**）を利用します。
- 温タオルなどを用いてツボを温めることにより，より効果が期待できます。
- 月経前や月経中は，長ズボンや靴下を着用して下肢が冷えないようにすることも大切です。
- 目安となるマッサージ時間：5 分

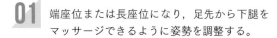

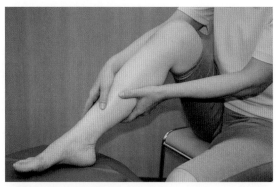

01 端座位または長座位になり，足先から下腿を
マッサージできるように姿勢を調整する。

POINT 端座位では背もたれのある椅子に座る，足台を準備
する，長座位では座椅子に座る，壁によりかかるな
ど安定した姿勢に整える。
03，04 では，片足ずつあぐらをかくように膝を曲げる
姿勢をとってもよい。端座位または長座位でこの姿
勢がとれるかどうか，確認しておくとよい。

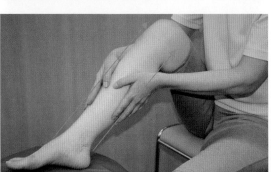

02 片足ずつ，両手で足先から下腿を包み込むよう
にしてさする。

POINT 端座位では足台に足を置いて行うと，手と足の距離
が近くなり，マッサージしやすくなる。
足先から膝のほうに向かってさすると冷えやむくみ
の緩和の効果が高まる。

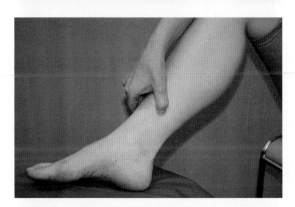

03 片足ずつ，三陰交を母指で押す。

POINT 「内くるぶしから膝のほうに 4 横指分，上がったとこ
ろ」と説明するとよい。
あぐらをかくように膝を曲げて押してもよい。
三陰交の位置：内踝頂点から上方 4 横指，脛骨の内
縁の際

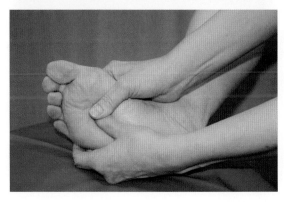

04 片足ずつ，湧泉を母指で押す。

POINT 足背に示指〜小指を添えるように当て，母指を重ね
ると押しやすくなる。
「足底の，足の指を曲げたとき凹むところ」と説明す
るとよい。
湧泉の位置：足底の足趾を曲げたときにできるくぼ
み

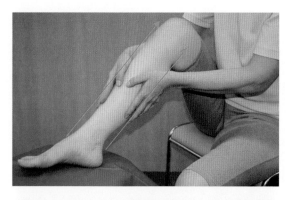

05 02と同じ。片足ずつ，両手で足先から下腿を包み込むようにしてさする。

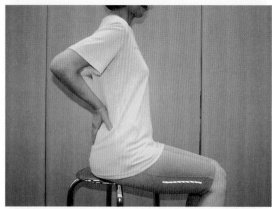

06 座位で，腹部や腰部をマッサージできるように姿勢を調整する。

POINT 端座位または長座位，どちらでもよい。
腹部や腰部に手を当て，安定する姿勢をとる。

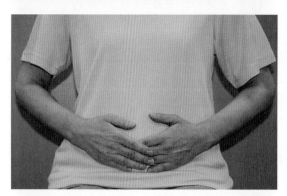

07 月経による腹痛がある場合には，両手の示指〜小指の指先を重ねて腹部全体をさすったり，**関元**を中心にさするとよい。

POINT 「臍から4横指分（示指〜小指），下のところ」と説明するとよい。
下腹部も温めると月経痛が和らぐ効果が高まる。
関元の位置：臍の下方4横指

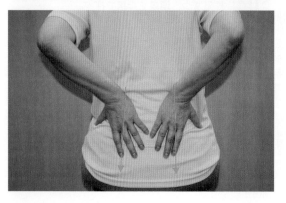

08 月経痛による腰痛がある場合には，まず腰部をさする。

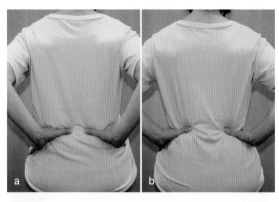

09 月経痛による腰痛に効くツボである**腎兪**（a），**志室**（b）を母指で押したり，手掌でさすったりする。

POINT **腎兪**は「腰が痛いときに手が行くところであり，ウエストラインの高さで背骨から指2本分外側」，**志室**は「**腎兪**からさらに指2本分外側のところ」と説明するとよい。

腰部も温めると月経痛が和らぐ効果が高まる。
腎兪の位置：第2・3腰椎棘突起間外側2横指
志室の位置：第2・3腰椎棘突起間外側4横指

10 08と同じ。腰部をさする。

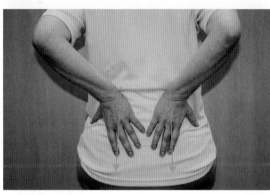

🎯 **首や肩の緊張を和らげるマッサージ：首・肩**　　動画29

動画29

- 効果的なツボ：**風池**，**肩井**
- 生活活動強度が低く，座位で作業をすることが多い人に適しています。
- 首から肩につながる僧帽筋をゆるめます。
- 首，肩の血流を促し，身体の緊張をゆるめます。その結果，リラックスして睡眠の改善につながることが期待できます。
- **風池**や**肩井**は頭痛や目の疲れに効果が期待できるツボでもあります。
- **肩井**は，分娩を促進するツボでもあるため，妊婦は避けます。
- 目安となるマッサージ時間：2〜3分

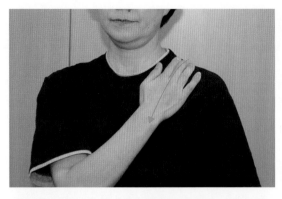

01 右の手掌で左の肩を，左の手掌で右の肩をそれぞれさする。

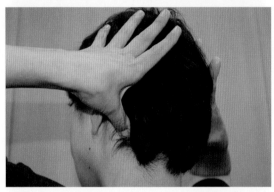

02 左右の**風池**（ふうち）を母指で押す。

POINT 頭部を軽く後ろにそらすと，母指が**風池**（ふうち）に当たりやすい。
風池（ふうち）の位置：乳様突起と後頭骨直下を結んだ線の中央

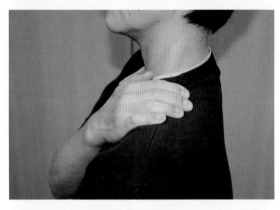

03 **肩井**（けんせい）を片側ずつ，示指〜小指を揃えて足のほうに引き下げるように押す。

POINT 対象者への指導に際し，**肩井**（けんせい）の位置は「首のつけ根と肩先を結んだ線の中央」と説明するとよい。
肩井（けんせい）：第7頸椎と肩峰を結んだ線の中央

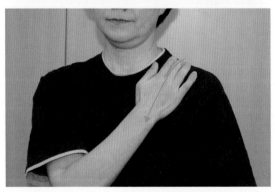

04 **01**と同じ。右の手掌で左の肩を，左の手掌で右の肩をそれぞれさする。

レクリエーションとしての
ナーシングマッサージの活用

　ナーシングマッサージを自ら行うことで，身体的な症状を緩和するだけでなく，マッサージという日常生活動作とは異なる動きが精神的な刺激となり，心身をリフレッシュさせることもできます。年齢や性別に関係なく実施できるマッサージもあるため，前項のセルフケアで紹介した手技を含めレクリエーションとして活用することが可能です。

　高齢者のレクリエーションにナーシングマッサージを取り入れた場合，手技を覚えようとするため脳の活性化につながります。こわばった身体をなでさすることで身体が軽くなり，心のリフレッシュにもつながります。また，母親学級や両親学級などで取り入れることもできるでしょう。妊婦と同席者（夫や家族など）が一緒に行うことでスキンシップの機会となり，和やかな雰囲気によって母親学級や両親学級への参加が楽しみになります。継続的に行うことで身体の調子を整えたり，いきいきと生活したりできるでしょう。

1　高齢者のレクリエーションとして

　関節可動域が狭くなりがちな高齢者に活用できる手技を取り入れます。たとえば，高齢者でも手が届く頭・顔面，手掌・手背，腹部のマッサージは，比較的取り入れやすいでしょう。また，肩や背部は誰かと一緒に行う必要があるので，人数が多いときに実施します。高齢者自身が自分の身体に関心がもてるよう実施部位を決め，対象者の関節可動域や認知状態に配慮して，簡単な手技にしたり，時には複数部位を組み合わせたりして工夫します。

1）準備体操やクールダウンとして楽しむ方法

　気分転換となるはずの趣味のサークル活動や習い事などは，その活動内容によっては頭や目を使ったり手を動かしたりと，集中して活動すると心身の疲労を感じるものです。そこで，このような活動の前後にナーシングマッサージを取り入れて，気分転換をしたり心身の疲れを癒したりしましょう。身体を動かす活動であれば，準備体操の一環にもなります。

　ここでは，レクリエーションの一部として活動開始や活動終了の際に，身体の状態

を整える方法の一例を紹介します。手を使う活動では手のマッサージを中心に取り入れるなど，実施部位を複数組み合わせることもできます。さする手技に加えてツボを圧迫して身体の調子を整えます。ツボは気持ちよい強さで押すよう伝えます。

動画30

頭部のマッサージ

動画30

- 使用するツボ：**百会**（ひゃくえ），**風池**（ふうち）
- 効果：顔の血色をよくしたり眼精疲労を緩和したりする。

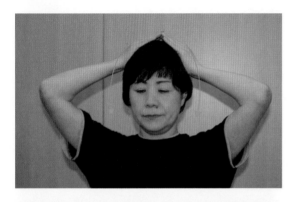

01 頭全体を両手の手掌でさする。

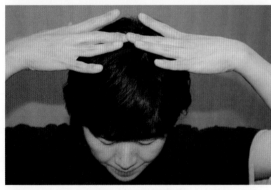

02 **百会**（ひゃくえ）を両手の中指の指先で押す。

POINT ツボの位置は，言葉で説明するだけではわかりづらいため，自分の身体で指し示すとよい。
百会の位置：両耳の頂点を結んだ線と頭頂部正中線の交点

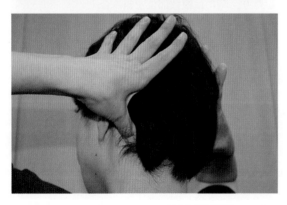

03 **風池**（ふうち）を両母指で押す。

POINT 頭部を軽く後ろにそらすと，母指が**風池**（ふうち）に当たりやすい。「母指を当て，おさまりのよいところ」と説明するとよい。
頭部を支えながら軽く後ろにそらして，頭の重みを利用して行うとよい。
風池（ふうち）の位置：乳様突起と後頭骨直下を結んだ線の中央

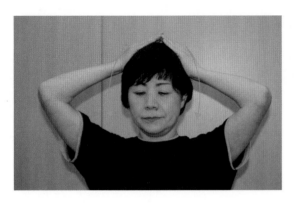

04 01と同じ。頭全体を両手の手掌でさする。

顔のマッサージ　　　　　　　　　　　　　動画31

動画31

- 使用するツボ：攢竹，晴明，四白，太陽
- 効果：（頭痛や）眼精疲労を緩和したり軽減したりする。

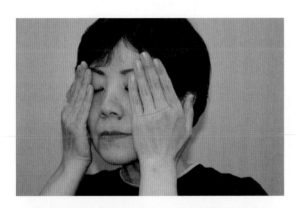

01 右顔面に右手，左顔面に左手を当て，顔の中央から耳の方向に向けてさする。

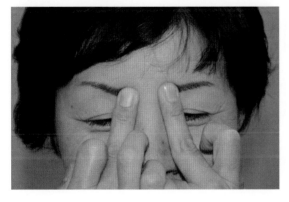

02 左右の攢竹を中指で押す。

POINT ツボの位置は，言葉で説明するだけではわかりづらいため，自分の身体で指し示すとよい。「眉がしら」と説明するとよい。
軽くうつむき，頭の重みを利用して行うか，あるいは難しい場合は眉毛の上をさすることでもよい。
攢竹の位置：眉毛内端

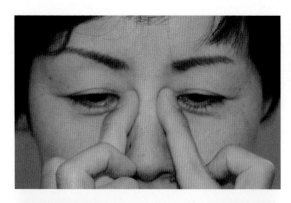

03 左右の**晴明**を中指で押す。

POINT 「目頭の内側」と説明するとよい。
軽くうつむき，頭の重みを利用して行うとよい。片方ずつ，示指で押してもよい。
晴明の位置：目頭と鼻骨間のくぼみ

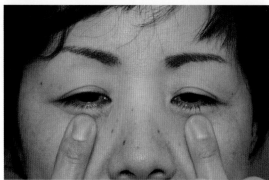

04 左右の**四白**を中指で押す。

POINT ツボの位置は言葉で説明するだけではわかりづらいため，自分の身体で指し示すとよい。
軽くうつむき，頭の重みを利用して行ってもよい。
難しい場合は眼窩下端をさすることでもよい。
四白の位置：瞳孔直下の眼窩下縁の下1横指

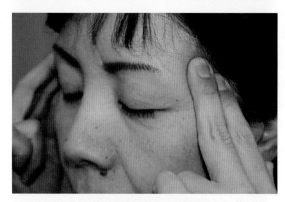

05 左右の**太陽**を中指で押す。

POINT 示指や薬指を添えて押すと安定しやすくなる。「眉尻の外側で，くぼんだところ」と説明するとよい。
左右同時に均等な力で押す。
太陽の位置：こめかみ

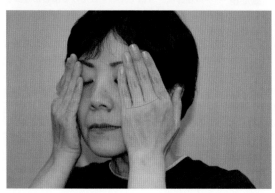

06 01と同じ。右顔面に右手，左顔面に左手を当て，顔の中央から耳の方向に向けてさする。

手のマッサージ　　　　　　　　　　　　　　　動画 32

動画 32

- 使用するツボ：**合谷（ごうこく），労宮（ろうきゅう），井穴（せいけつ）**
- 効果：便秘を改善したり排便を促進したりする。手の疲れを緩和させたり，気持ち
　を落ち着かせたり，活力を調整したりする。

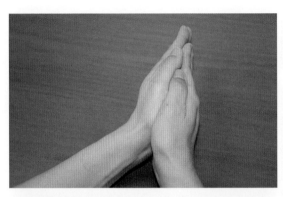

01 左右の手掌を合わせ，こすり合わせる。

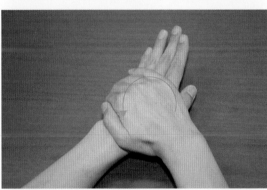

02 片手ずつ，円を描くように手背をさする。

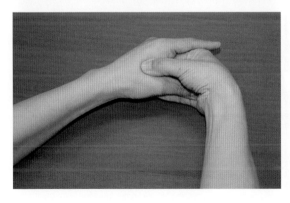

03 片手ずつ，**合谷（ごうこく）**を母指と示指で挟むように押
す。

POINT ▶ ツボの位置は，言葉で説明するだけではわかりづら
いため，自分の身体で指し示すとよい。
合谷（ごうこく）の位置：手背の母指と示指の骨が交わるくぼみ

121

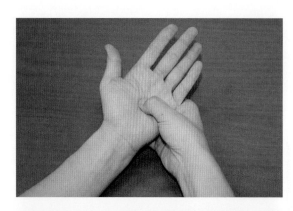

04 片手ずつ，**労宮**を母指で押す。

POINT **労宮**の位置：手掌の中央

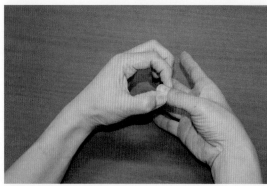

05 片手ずつ，**井穴**を母指と示指で挟むように押す。

POINT 厳密には指によって**井穴**の位置は異なるが，「爪の生え際の両端」と説明するとよい。
井穴の位置：爪の生え際にある6つのツボの総称

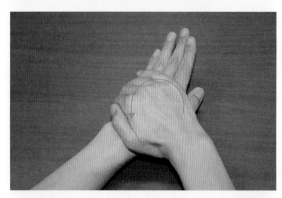

06 02 と同じ。片手ずつ，円を描くように手背をさする。

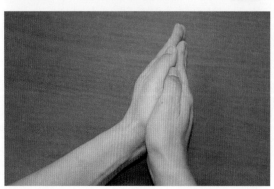

07 01 と同じ。左右の手掌を合わせ，こすり合わせる。

腹部のマッサージ 　　　　　　　　　　　　　　　　　　`動画 33`

`動画 33`

　レクリエーションとして腹部のマッサージを行う場合は，食事前に計画します。食後は消化を助けるために胃腸の働きを優先したほうがよく，30 分～1 時間ほどの休息をとってから腹部のマッサージを行います。なお，食後の休息時に「の」の字マッサージをしてもよいです。腹部のツボの圧迫は，手掌を腹部に密着したままツボに当てた指を軽く曲げるくらいの力加減で行います。

- 使用するツボ：**天枢**（てんすう）
- 効果：便秘を改善する。胃の調子を整える。

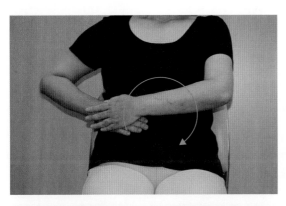

01 椅子などに座り，安定した座位をとる。両手を重ねて手掌全体で，臍を中心に「の」の字を描くようにさする。

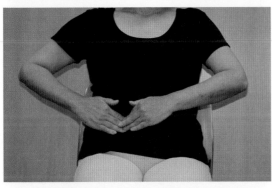

02 両手を重ね，両手の示指～小指の指先で右の**天枢**（てんすう）を押す。

POINT ツボの位置は，言葉で説明するだけではわかりづらいため，自分の身体で指し示すとよい。
両手 2～5 指を軽く曲げる程度に押すとよい。
➡ **03, 04** も同様
天枢（てんすう）の位置：臍の外側 3 横指。臍の左右にある。

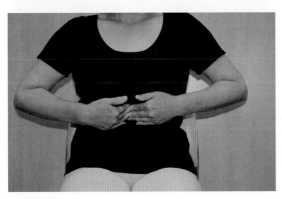

03 両手を重ね，両手の示指～小指の指先で胃の真ん中あたりを押す。

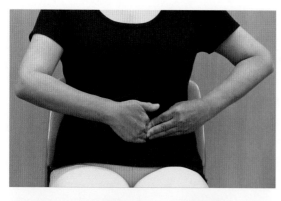

04 両手を重ね，両手の示指～小指の指先で左の<ruby>天枢<rt>てんすう</rt></ruby>を押す。

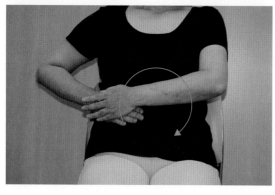

05 **01** と同じ。両手を重ねて手掌全体で，臍を中心に「の」の字を描くようにさする。

2 母親学級や両親学級のレクリエーションとして

　妊婦が1人で参加する母親学級では，セルフマッサージが可能な部位を考慮して，腰痛や下肢のむくみなどを軽減するナーシングマッサージを取り入れます。夫などの同伴者と一緒に参加する両親学級などでは，同伴者が実施者となり妊婦にマッサージを行うように企画するとよいでしょう。また，同伴者には妊婦がつらいと感じる部位（肩，腰背部，下肢）や，触れ方を知ってもらう機会にしましょう。自宅でもスキンシップとしてコミュニケーションを継続することが妊婦の心身の安寧につながります。

　なお，妊娠期によって刺激をしないほうがよいツボがあります。妊婦に行うツボを活用したナーシングマッサージは安易にはできないため，安全に実施するにはさする方法で行いましょう。

3 歌と組み合わせたレクリエーション

　音楽を活用したリハビリテーションでは，「歌を歌う」「楽器を鳴らす」「リズムに合わせて動く」などといった動作を2つ以上同時に行うと，脳の活性化をはかりながら，楽しくできるため，リハビリテーションが継続でき，有効と言われています。こ

の音楽と合わせる動作をマッサージにしてレクリエーションとして実施することも可能です。「ちょっと難しかったけど，自分にもできて嬉しかった」「みんなと一緒に楽しめた」という感想を得るだけでなく，心身を整える効果も得られるでしょう。

　使用する音楽や歌に特別な決まりはありませんが，テンポの速い曲に合わせてマッサージするのは難しく，触れ方も雑になるため心地よいマッサージにはなりません。童謡やわらべうたなどは誰もが口ずさめること，比較的ゆっくりで，やさしいメロディーが多いことなどから使いやすいです。慣れてきたらマッサージの動きのテンポを変えてみたり，参加者の年代や季節を考慮した歌謡曲や唱歌などに置き換えたりすれば，マッサージ部位や方法が同じでも新たな刺激になります。

 対象者が自分自身で行う方法　　　　　　　　　　　　　動画34

動画34

　一例として，前掲の「手のマッサージ」と「腹部のマッサージ」を活用する方法を紹介します。歌詞の3番で左右の手に実施するのが難しい場合は，3番と4番に分けて行ってもよいです。慣れてきたらテンポを上げて楽しみましょう。

● 使用する歌：うさぎとかめ

歌詞	実施部位と方法
1番	
もしもしカメよ，カメさんよ 世界のうちにお前ほど 歩みの のろい者はない どうしてそんなにのろいのか	①左右の手掌を合わせ，こすり合わせる。 ②片手の手背をさする。 ③反対側の手背をさする。 ④左右の手掌を合わせ，こすり合わせる。
2番	
なんと仰るウサギさん そんならお前と駆け比べ 向こうの小山の麓まで どちらが先に駆け着くか	①左の合谷を右の母指と示指で挟むように押す（2回） ②右の合谷を左の母指と示指で挟むように押す（2回） ③左の労宮を右の母指で押す（2回） ④右の労宮を左の母指で押す（2回） ※左右の順番が違ってもよい
3番	
どんなに カメが 急いでも どうせ 晩まで かかるだろう ここらでちょっと ひと眠り グーグーグーグー グーグーグー	①母指の爪の際を反対側の母指と示指で挟むように押す（②〜⑩も同様に押す） ②示指の爪の際 ③中指の爪の際 ④薬指の爪の際 ⑤小指の爪の際 ⑥手を変えて反対側の母指の爪の際 ⑦示指の爪の際 ⑧中指の爪の際 ⑨薬指の爪の際 ⑩小指の爪の際
4番	
これは寝すぎたしくじった	①両手を重ねて，腹部を「の」の字にさする（2〜4周）

ピョンピョンピョンピョン	②両手を重ねて右の天枢を押す
ピョンピョンピョン	③両手を重ねて胃の真ん中あたりを押す
あんまり遅いウサギさん	④両手を重ねて左の天枢を押す
さっきの自慢はどうしたの	⑤両手を重ねて，腹部を「の」の字にさする（2～4周）

2人1組で行う方法

　高齢者同士で実施する場合は，特に安全面への確保を優先し，実施中は必ず見守ります。骨粗鬆症の有無や関節可動域の制限，巧緻性（指先の器用さ）の低下など，高齢者の身体的特徴を考慮しながら安全第一に努めます。椅子に座ってマッサージを受ける人，背部に立ってマッサージする人に分かれます。

　また，歌いながらマッサージを行うことが難しい場合は，マッサージをする人はマッサージだけを行い，マッサージを受ける人が歌の担当をするというふうに，役割分担をするとよいでしょう。

動画 35

参加者が全員一緒に行う方法　　　　　　　　　　　　　　　　　　　動画 35

　2人1組になって行うだけでなく，そこにいる参加者全員でナーシングマッサージを楽しむことも可能です。円陣を組むように全員が椅子に座り，前の人の背部に対してマッサージすることもできます。2人1組で行う場合には参加者が偶数であるとよいですが，円陣を組んで行えば参加者が奇数でも支障ありません。ただし，少人数だと前の人の背部に手が届くように円陣を組めないため，背部を正面にとらえてマッサージできるよう8～10人以上の参加者がいるとよいかもしれません。背もたれのある椅子を使う際は，背もたれを横にして寄りかからないように座ります。座る向きを逆にして役割を入れ替え，2回続けて行うなどの工夫もしてみましょう。

- 使用する歌：肩たたき
- ポイント：歌詞の1～3番は「タントン タントン タントントン」の部分でマッサージ方法を変え，動作を変えることで軽微な緊張感を与えます。

歌詞	実施部位と方法
1番	
母さん　お肩をたたきましょう タントン タントン タントントン	①首のつけ根～肩～上腕三頭筋あたりまでをさする ②手掌全体で肩を左右交互に軽くたたく
2番	
母さん　白髪がありますね タントン タントン タントントン	③首の付け根～肩～上腕三頭筋あたりまでをさする ④握りこぶしで肩を左右交互に軽くたたく
3番	
お縁側には日がいっぱい タントン タントン タントントン	⑤首のつけ根～肩～上腕三頭筋あたりまでをさする ⑥肩井あたりを手掌全体で前後左右に動かしてもむ

4番	
真っ赤なけしが笑ってる タントン タントン タントントン	⑦首のつけ根〜肩〜上腕三頭筋あたりまでをさする ⑧肩から腰に向かって脊柱の両脇を手掌で左右同時にさする ※背もたれで背部がさすれない場合は1番を実施
5番	
母さん そんなにいい気持ち タントン タントン タントントン	⑨4番を繰り返す ※背もたれで背部をさすれない場合は3番を実施 役割を交代する

〔JASRAC 出 2400929-401〕

📖 **参考文献**

- 小板橋喜久代ほか（編）：ナーシングマッサージ入門 日々のケアにプラスして患者の安楽性を促す，日本看護協会出版会，2016
- 厚生労働省：健康日本21 休養・こころの健康
  https://www.mhlw.go.jp/www1/topics/kenko21_11/b3.html#A31（2023年11月22日閲覧）
- 厚生労働省：健康日本21 身体活動・運動
  https://www.mhlw.go.jp/www1/topics/kenko21_11/b2.html#A23（2023年11月22日閲覧）
- 介護のみらいラボ編集部：高齢者向けの体操レクリエーション6選！座ったままできる体操も！マイナビ介護職
  https://kaigoshoku.mynavi.jp/contents/kaigonomirailab/recreation/knowhow/2202_09/#top-head（2023年11月25日閲覧）

索引
INDEX